LES MICROBES PATHOGÈNES

LEÇONS PROFESSÉES A LA FACULTÉ DE MÉDECINE DE BORDEAUX

PAR

LE Dr C. ARTIGALAS

PROFESSEUR AGRÉGÉ, MÉDECIN DES HOPITAUX

RECUEILLIES ET RÉDIGÉES

PAR

GABRIEL MAURANGE

Externe des Hopitaux

PREMIER FASCICULE

AVEC

SIX PLANCHES EN COULEUR HORS TEXTE

PARIS
G. MASSON, ÉDITEUR
LIBRAIRE DE L'ACADÉMIE DE MÉDECINE
120, Boulevard Saint-Germain, 120

BORDEAUX
H. DUTHU, LIBRAIRE-ÉDITEUR
DE LA FACULTÉ DE MÉDECINE
17, Rue Sainte-Catherine, 17

1885

LES MICROBES

PATHOGÈNES

OUVRAGES DU Dr ARTIGALAS

Du pneumothorax chez les phtisiques. — Thèse de Paris, 1880.

De la pleurésie septique, in-8°. — J.-B. BAILLIÈRE, 1882.

Des asphyxies toxiques, in-8°, 210 pages. — J.-B. BAILLIÈRE, 1883.

Contribution à l'étude de la séméiologie de la rétine. Lésions artérielles dans les maladies générales. — Archives de Warlomont, 1884.

Troubles cardiaques par l'intoxication tabagique professionnelle. — *Revue sanitaire de Bordeaux*, 1884.

Vaccinations et revaccinations *(Recherches cliniques et statistiques).* — *Revue sanitaire de Bordeaux*, 1884.

Polyo-myélite antérieure à forme curable. — *Revue sanitaire de Bordeaux*, 1884.

Lésions artérielles rétiniennes dans l'artério-sclérose généralisée. — *Gazette hebdomadaire de Bordeaux*, 1884.

Sur les pneumonies épidémiques. — *Revue sanitaire de Bordeaux*, 1884.

Recherches sur le microbe de la pneumonie, en collaboration avec le Dr RIVALS. — *Gazette hebdomadaire de Bordeaux*, 1885.

Recherches sur le microbe de la pneumonie, note à l'Académie de Médecine.

SOUS PRESSE :

Sur une nouvelle forme non décrite de syphilis cardio-pulmonaire avec malformations dentaires.

LES
MICROBES
PATHOGÈNES

LEÇONS PROFESSÉES A LA FACULTÉ DE MÉDECINE DE BORDEAUX

PAR

LE Dr C. ARTIGALAS

PROFESSEUR AGRÉGÉ, MÉDECIN DES HOPITAUX

RECUEILLIES ET RÉDIGÉES

PAR

GABRIEL MAURANGE

EXTERNE DES HOPITAUX

TOME I

PARIS
G. MASSON, ÉDITEUR
LIBRAIRE DE L'ACADÉMIE DE MÉDECINE
120, Boulevard Saint-Germain, 120

BORDEAUX
H. DUTHU, LIBRAIRE-ÉDITEUR
DE LA FACULTÉ DE MÉDECINE
17, Rue Sainte-Catherine, 17

1885

Les leçons contenues dans le présent fascicule ont fait le sujet du Cours complémentaire que j'ai professé pendant ce semestre et que je continuerai le semestre prochain. Elles ont pour but de résumer l'état actuel de nos connaissances et de réunir des notions éparses, sur une question que l'on ne peut ignorer de nos jours. En les rendant accessibles aux élèves, je me suis proposé de leur être utile : c'est donc un travail de vulgarisation que j'ai tenté et que je leur offre aujourd'hui.

Les conférences étaient imprimées lorsque a paru le traité de MM. Cornil et Babès, sur les BACTÉRIES. Aussi n'ai-je pu indiquer cette œuvre savante qui est, en langue française, le seul ouvrage dogmatique qui existe sur cette importante matière.

Je tiens à remercier MM. les Professeurs Oré et Jolyet, de la bienveillance avec laquelle ils ont mis leurs laboratoires à ma disposition, pour mes recherches sur la pneumonie.

Dr C. ARTIGALAS.

Nous adressons nos plus vifs remerciements à M. le docteur H. Bouvet, médecin des hôpitaux, pour l'amabilité avec laquelle il a bien voulu nous aider dans le labeur pénible de la publication, — ainsi qu'à M. Viéron, externe des hôpitaux, qui s'est occupé de la bibliographie en langue anglaise.

Dr C. ARTIGALAS.
GABRIEL MAURANGE.

Juin 1885.

PREMIÈRE LEÇON

DE

L'ACTINOMYCOSE

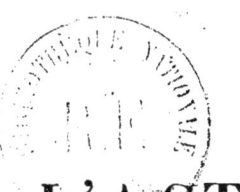

Messieurs,

Depuis quelques années, la pathologie est entrée dans une voie nouvelle, grâce surtout aux travaux de Tyndall, en Angleterre; de Klebs, Cohn, Hartz, Nægeli, Koch, etc., en Allemagne; Davaine, Pasteur et son école, Arloing, Cornevin, Thomas, Toussaint, Cornil, Talamon, etc., en France. Autrefois, en effet, on se contentait d'analyser aussi exactement que possible les symptômes de la maladie en présence de laquelle on se trouvait. Aujourd'hui, on s'efforce d'en déterminer la pathogénie et de connaître surtout le substratum anatomique des lésions que l'on observe. Cette méthode, plus sûre et plus légitime, au point de vue scientifique, est, en outre, plus utile aux malades, en ce sens que le traitement s'adresse non seulement aux manifestations, mais aussi, dans la mesure du possible, à la cause productrice du processus morbide.

On tend de plus en plus à admettre, au moins pour

les maladies infectieuses, que le principe morbigène est un microorganisme. Ces maladies peuvent, d'après Weichselbaum (1), être divisées en trois grands groupes : 1° Celles qui sont causées par des schizomycètes (microcoques, bacilles et spirilles); 2° celles qui sont produites par des mucédinées; 3° et enfin, celles que leur évolution rapproche des précédentes, mais dans lesquelles le microorganisme n'a pu être trouvé. La première classe est de beaucoup la plus nombreuse et forme presque toute la pathologie des maladies infectieuses. Les mucédinées ne donnent que peu de maladies générales.

Aussi, avant d'entrer dans le cœur de mon sujet, c'est-à-dire avant de vous exposer la théorie des maladies infectieuses, j'ai voulu consacrer ce premier entretien à l'étude d'un type parfaitement délimité de maladie générale mycosique qui ne paraît pas avoir suffisamment attiré l'attention des médecins français, et dont on s'occupe en Allemagne depuis plusieurs années avec une ardeur soutenue, je veux parler de l'actinomycose.

L'actinomycose (de ἄκτην, *étoile*, et μύκος, *champignon*), est le nom donné par Böllinger à une maladie de l'espèce bovine, onze fois observée chez l'homme, ressemblant, en général, par son évolution à l'ostéosarcome, donnant dans certains cas le syndrôme de la tuberculose miliaire aiguë, et due à la présence dans l'organisme d'un champignon astériforme, l'actinomycète. Ce champignon a le caractère d'un champignon supérieur; il est complet, c'est-à-dire qu'il est composé d'un mycelium à tubes, dont tout à l'heure nous étudierons plus complètement la forme.

Lorsque l'on parle de l'actinomycose, on est tout de

(1) Séance du 17 février 1884 du Collège médical de Vienne.

suite porté à prononcer le nom de Böllinger (1), qui fit, en 1877, sur la question, un mémoire qui serait fort complet, si, comme nous le dirons, il avait cité ses devanciers. C'est en France et en 1857 que Lebert, qui était venu à Paris faire les études micrographiques qui l'ont depuis illustré, publia la première observation connue d'actinomycose. Louis, ayant ouvert un abcès des parois thoraciques, en tira un pus, dont les caractères lui parurent assez intéressants, pour le faire examiner par Lebert. Celui-ci constata la présence dans le liquide de petits corps sphériques, jaunes-verdâtres, grumeux, ressemblant à des grains de soufre, durs et crétacés ou ramollis et facilement écrasables. Ces corpuscules résistaient à l'éther, à l'alcool, au chloroforme, aux acides, à l'ammoniaque ; en un mot, ne se dissolvaient dans aucun réactif alors connu. Le fait fut publié sans commentaires ni théorie (2). En 1871, Robin, dans son *Traité du microscope* (3), dit avoir observé trois fois du pus de ce genre dans des abcès froids, mais il se contenta de consigner le résultat de ses recherches.

Déjà en 1868, Sebastiano Rivolta (4) avait vu, dans du pus provenant d'une tumeur du maxillaire inférieur du bœuf, des bâtonnets dont il donna une description incomplète. En 1875, il tenta l'inoculation, sans succès, sur des lapins, et publia, dans le *Journal d'ana-*

---

(1) BÖLLINGER. Ueber eine neue Pilz Krankheit beim Rinde. Centralblatt für die medicinischen Wissenschaften, 7 juillet 1877, n° 27.
Idem. Actinomykose der Rachenschleimhaut in form eines faustgrossen Tumors, 1878. Jahresbericht der K. Central in München 1876-77, p. 45.
Idem. Fünf Fälle Actinomycose der Zunge beim Rinde, *ibidem*, 1878, p. 45.
(2) LEBERT. Corps particuliers trouvés dans le pus, *Traité d'anatomie pathologique générale*, t. I, page 55. Atlas, t. I, pl. II, fig. 16.
(3) *Loc. cit.*, p. 575.
(4) SEB. RIVOLTA. Sarcomo fibroso, al bordo inferiore della branca mascellare sinistra del bove, *Medico veterinario*, janvier page 125.

tomie et de physiologie des animaux de Pise, les conclusions de ses expériences.

Dans la même année, Perroncito (1), que Böllinger reproduit à peu près mot pour mot, démontra dans le *Journal de Cantani* que les tumeurs du maxillaire inférieur du bœuf affectaient la forme banale et connue de l'ostéo-sarcome chez l'homme. Mais en même temps que des cellules rondes et des cellules géantes, il y décrivit des éléments figurés, radiés autour d'un centre commun, possédant un disque proligère environné de filaments courts à extrémité renflée et reposant sur un thallus où ils semblent avoir poussé.

Les caractères de l'actinomycète étaient donc parfaitement déterminés depuis près de deux ans, lorsque Böllinger publia en 1877, dans le *Centralbatt für medicinischen Wissenschaften*, son fameux mémoire. Il parle du cas de Lebert, mais ne cite ni Rivolta, ni Perroncito dont les travaux ne devaient lui être que difficilement inconnus. Quoiqu'il en soit, il constata la présence de l'actinomycète dans les ganglions sous-maxillaires et dans l'estomac du bœuf; il insista sur les lymphomes du pharynx causées par ce schistomycète et les lésions de la langue qui, guéries, donnent à l'organe la dureté du bois (langue de bois des paysans allemands, *Holzzunge*). Enfin, il fit, sans résultat, des tentatives d'inoculation chez le lapin et le veau.

Jusque-là, on n'avait parlé que de l'actinomycose des bœufs, lorsqu'en 1878, James Israël (2) publia dans

---

(1) PERRONCITO. Osteosarcoma della mascella anteriore e posteriore nei bovini. Article PATOLOGIA de l'*Encyclopedia agraria italiana*, diretta dal Dottore G. CANTANI, t. III, pag. 569.

(2) James ISRAEL. Neue Beiträge zu den mykotischen Erkrankungen des Menschen, Virchow's Archiv., 1879, t. LXXVIII, p. 521.

Idem. Einige Bemerkungen zu Hern Ponfick's Buch « Die Actinomycose des Menschen ». Virchow's Archiv., 1882, t. LXXXVII, p. 364.

Idem. Ein Schlusswort Zur Geschchte der Actinomycose, *ibidem*, t. LXXXVIII, p. 191.

Idem. Erfolgreich, Uebertragung der Actin. des Menschen auf das Kaninchen. Centralblatt, f. d. med. Wissensch., 1883, n° 27.

les *Archives de Virchow* un mémoire traitant d'une *forme spéciale de pyémie*. Il s'agissait de la présence dans le pus d'un abcès vertébral, de champignons entièrement semblables à ceux qui avaient été vus par Böllinger et Perroncito. Le malade avait rapidement succombé, et à l'autopsie on trouva des actinomycètes en abondance dans la cavité purulente. Israël les étudie et les décrit avec grand soin, et cite, en même temps, une observation de von Langenbeck, datant de 1845, qui paraît avoir porté sur un cas analogue.

A partir de ce moment, la question devient à l'ordre du jour : trois fois en deux ans on s'en occupe, dans les Congrès allemands de Médecine ou de Chirurgie. Un mémoire de Ponfick (1), publié en 1879 dans le *Berliner Klinische Wochenschrift*, et une communication du même auteur au Congrès des chirurgiens, soulevèrent entre lui et Israël une polémique qui eut un énorme retentissement. Le moindre inconvénient de ce tournoi scientifique fut la publication d'un grand nombre de travaux qui jetèrent un jour complet sur ces faits. Israël, en 1879, *Nouvelles recherches sur les maladies myscosiques de l'homme, Archives de Virchow*, en 1882 (*Réponse à Ponfick*), et enfin en 1883 : Aufrecht (*Pathologische Mittheilungen*) exposèrent leurs idées et les résultats de leurs expériences, dans une série de monographies. Ponfick, de son côté, publie mémoire sur mémoire ; et d'abord, *Ueber Actinomycose (Berliner Klinische Wochenschrift*

---

(1) PONFICK. Ueber eine wars-cheinlich mykotische Form Von Wirbelcaries, Berlin-Klin-Wochens, 1879, n° 23.
Idem. Die Actinomycose des Menschen, eine neue Infectionskrankeit..... Berlin, Hirschwald, 1882, in-8 de 132 p. et 6 pl.
Idem. Zur Geschichte der Actinomycose, Virchow's Archiv., t. LXXXVII, p. 541.
Idem. Letztes Wort Zur Actinomykosenfragen, *ibid*. t. LXXXVIII, p. 195.

(1880) et puis édite chez Hirschwald (1882) un traité intitulé : *De l'actinomycose chez l'homme, une nouvelle maladie infectieuse* (étude expérimentale et pathologique) qui est ce qui a été écrit de plus complet sur le sujet. Enfin, dans la même année, il publia sous le titre : *Un dernier mot sur la question de l'actinomycose*, un travail dans lequel il essaya de réfuter une dernière fois Israël.

Le 30 avril de la même année, O. Israël (1) vient faire part à la Société de médecine de Berlin, de l'observation d'une femme qui était entrée à l'hôpital de la Charité pour des abcès multiples dont le premier était apparu sur le sternum. Cette femme succomba dans le collapsus après un bain. On avait, pendant la vie, pensé au farcin et à la morve chronique, mais après la mort on constata dans le pus la présence des grumeaux jaunâtres de l'actinomycose. Il y avait des actinomycètes dans la cavité abdominale, le cœur et le cerveau, mais il n'y en avait pas dans les poumons. Dans la discussion qui suivit cette relation, M. Virchow montre des préparations de muscles du cœur du porc contenant de petits kystes actinomycosiques, et il se demande si l'actinomycose ne pourrait pas se communiquer à l'homme par l'alimentation. O. Israël, médecin de l'hôpital des Juifs, répond qu'il a souvent chez eux trouvé de l'actinomycose, même chez les plus orthodoxes.

M. Landau ne cite aucun cas nouveau, mais signale la fragilité des actinomycètes, vis-à-vis de l'eau distillée.

En même temps, Weigert (2) (1 cas), et Parstch (3)

---

(1) Société de médecine Berlinoise, présidence de M. Virchow.
(2) C. WEIGERT. Ein Fall von Actinomycose beim Menschen. Virchow's Archiv., t. LXXXIV, pag. 305.
(3) PARTSCH. Zwei Fälle von Actinomycosis. Breslauer aertz. Zeit. t. III, pag. 78.

(2 cas) en Allemagne; Rivolta (1), Vachetta (2) et Bizzozerro (3), en Italie, et bien d'autres que je ne puis citer pour ne pas encombrer la question, fournissaient des observations très bien établies de la maladie qui nous occupe. Et cela si bien que l'on possédait à ce moment-là, dans la science, vingt-huit cas parfaitement nets d'actinomycose humaine.

Enfin, en 1884, Ch. Firket, assistant à Liège, fit paraître dans la *Revue de Médecine* (4), un article dans lequel il donne l'état actuel de la question. Ce mémoire est intéressant à consulter à cause des nombreux renseignements qu'il contient et l'on ne s'aurait trop vous engager à le lire.

Passons maintenant à l'étude de la maladie même.

L'actinomycose affecte chez le bœuf la forme d'ostéo-sarcome du maxillaire inférieur. Une petite tumeur apparaît à l'angle de la mâchoire et reste longtemps stationnaire si elle n'est exposée à aucun traumatisme. Cette tumeur se ramollit par foyers et se propage soit par embolies massives comme le cancer, soit par métastases comme la tuberculose miliaire aiguë. De ces foyers s'écoule un pus épais, crémeux, gé-

(1) RIVOLTA. Ueber die Prioritaet der Beschreibung, etc. Virchow's Archiv., t. LXXXVII, p. 89.
(2) VACHETTA. Studii i recordis clinici parte prima.
(3) BIZZOZERRO. L'actinomicos, Gazetta degli Ospitali.
(4) *Loc. cit.*, pag. 271.

Note. — Signalons encore :
ZUNAM. Ueber actinomycosis des Bauchfedles und der Bauchengeweide, beim Menschen. (Med. Jahresb. II, III et IV.)
W. KNIGHT. Beitraege zur Kentniss der Lungenactinomycosis (Arch. f. wiss. und prackt. Tierheilkünde, t. X, p. 442), et les recherches de DUNKERT à l'abattoir de Berlin, qui ont fait trouver à cet auteur très fréquemment, dans les porcs américains, des grumeaux actinomycos. dans le cœur et les muscles.
LANDAU. Préparations d'actinomycose (Soc. de méd. berlinoise, 1884).
ISRAEL. Culture des actinomycètes (Soc. de méd. berlinoise, 27 février, 1884).
VERRIEST. Actinomycose abdominale chez l'homme (Académie méd. de Belgique, 29 novembre 1884).
MURPHY, de Chicago. Récent process in Bacteriology (Actinomycose) (2 cas). New-York, Méd. Journal, 1885.
MAYDL. In *Semaine Médicale*, 13 mai 1885.

latineux et brillant, contenant en suspension des grumeaux jaunes de soufre, gros comme des grains de millet et de consistance variable. La lésion a débuté soit entre le périoste et l'os, soit dans la cavité buccale, soit aux dépens d'un des ganglions du cou. Quel qu'ait été le point de départ, elle envahit presque toujours les tissus voisins, se propage au médiastin et le pus se creuse dans le tissu cellulaire prévertébral une loge, comme un abcès par congestion. Les abcès thoraciques ainsi formés sont vastes et contiennent jusqu'à plusieurs litres de pus; ils amènent une cachexie extrême à laquelle succombe bientôt l'animal.

A la nécropsie, le maxillaire inférieur présente les lésions ordinaires de l'ostéo-sarcome. La tumeur a pris, le plus souvent, naissance sous le périoste et de là elle part, dans les deux sens, vers la périphérie et vers la profondeur. Elle disloque le périoste, le fragmente et apparaît alors sous forme de bourgeons qui s'avancent à la rencontre des muscles qu'elle absorbe progressivement et fait bientôt totalement disparaître. La peau s'amincit, puis se perfore comme une écumoire, de nombreux trajets fistuleux s'établissent et donnent absolument l'aspect des fongosités de l'arthrite tuberculeuse. Ces fongosités, d'aspect vitreux, colorées en rose sont très-vasculaires et usent très vite les tissus ambiants. Quarante jours suffisent pour qu'elles aient envahi toute la peau de la région presternale.

Du côté des parties profondes, les os sont fracturés : on aperçoit les stalactites osseuses de l'ostéo-sarcome. La propagation se fait très rapidement par la voie osseuse comme par la voie cutanée. Le pus, crémeux chez le bœuf, clair et gommeux chez l'homme, se collecte, gagne les tissus de proche en proche, et se comporte comme nous l'avons déjà dit.

Voilà la description macroscopique des lésions sous-maxillaires. Voyons maintenant ce que l'on trouve lorsqu'on examine au microscope les grains jaunes que je vous ai signalés.

Vous connaissez tous la cellule géante de la granulation tuberculeuse ; vous en connaissez le mode de développement. Eh bien ! ces grains jaunâtres, lorsque vous les examinez dans les tissus, se présentent à vous, tout d'abord, comme des agglomérations de cellules épithéloïdes géantes offrant l'aspect de masses radiées, possédant comme le follicule de Kiener, une zone interne épithéloïde, une zone externe lymphoïde. Au centre de ce tubercule, on voit une série d'hyphes donnant la sensation de petites masses en relief, qui ne sont autre chose que les tubes du mycélium de l'actinomycète. Vous trouverez dans le mémoire de Ponfick, dont je vous parlais tout à l'heure, d'excellentes figures représentant les actinomycètes dégagés de la gangue cellulaire que, pour se protéger, leur oppose l'organisme. A ce degré là, il n'y a pas encore de pus, on n'a qu'un écoulement analogue à du blanc d'œuf teinté en rose. Quoiqu'il en soit des détails du processus que j'omets, c'est cette formation répétée à l'infini qui produit les lésions que j'ai décrites, par le même processus de nécrose par coagulation et de réversion des tissus que suit le cancer dans sa marche et le tubercule dans son évolution.

Ce sont ces formations radiées que Böllinger, le premier, a appelées actinomycètes. Je ne m'arrêterai pas maintenant à en donner une description plus détaillée, j'y reviendrai en traitant de l'actinomycose humaine.

Je vous ai dit un mot de la *langue de bois* : on observe dans le tissu musculaire de cet organe des nodosités tuberculoïdes plus ou moins volumineuses

1.

qui donnent à l'organe une consistance particulière et dont la marche rappelle absolument celle de la gomme syphilitique. Ces nodosités se perforent et guérissent; mais l'animal absorbe des actinomycètes et meurt d'actinomycose pulmonaire. J. Israël (1) vient de donner des pièces provenant d'un bœuf abattu et présentant de la glossite gommeuse actinomycosique ulcérée. A l'autopsie, quand il y a des lésions pulmonaires, on trouve souvent alors un nodule pulmonaire analogue au tubercule de la morve. Dans quelques cas cette propagation au poumon tue très vite. L'actinomycose pulmonaire aiguë, dont Pflug (2) a rapporté un cas, affecte alors complètement les allures de la tuberculose miliaire aiguë.

Enfin, pour terminer avec ces animaux, je dirai qu'il ne se produit presque jamais chez eux de métastases, et cela probablement parce qu'on les tue trop tôt.

Chez l'homme, l'actinomycose affecte trois formes principales, différenciées suivant leur mode de début. Dans les observations que l'on possédait en 1884, tantôt les ganglions sous-maxillaires, tantôt les poumons, tantôt enfin la peau, sont le point de départ de l'affection. De là, trois classes :

1° Actinomycose sous-maxillaire primitive ou secondaire, et dans ce cas, partant d'une alvéole dentaire;

2° Actinomycose pulmonaire;

3° Actinomycose cutanée à marche extensive.

Le résumé de quelques cas types vous fera mieux saisir cette division.

1° *Ponfick*. — Le chirurgien arrache une dent cariée à un homme de vingt-quatre ans environ; quel-

---

(1) Société de médecine de Berlin, 19 mars 1885.
(2) *Centralblatt f. m. Wissensch.*

ques semaines après apparaît un bourgeon dans l'intérieur de la cavité laissée par l'avulsion de la dent. Ce bourgeon se développe, suppure, pousse des prolongements dans la profondeur et arrive bientôt jusqu'au sternum. En même temps, il s'étend en hauteur, gagne les fosses nasales, défonce la base du crâne et pénètre jusque dans le lobe temporal.

Le sujet meurt asphyxié et à l'autopsie toute la colonne vertébrale jusqu'au diaphragme est disséquée par une collection purulente.

Autre cas. Un homme présente une glande à l'angle de la mâchoire : elle est petite, roule parfaitement sous le doigt ; au bout d'un certain temps, et malgré les traitements employés, la glande finit par adhérer aux parties voisines et (bien différente en cela des ganglions tuberculeux), elle se colle au maxillaire inférieur : la peau qui la recouvre durcit, sans lymphangite. Une suppuration intarissable et présentant les grains jaunes caractéristiques s'établit, sans fièvre, par des fistules nombreuses comme dans les abcès froids ; en même temps, la tumeur s'étend dans tous les sens, comprime le faisceau vasculo-nerveux du cou et évolue comme un ostéosarcome.

2° *Actinomycose pulmonaire primitive.* — Observation de *Pflug* : Homme adulte se plaignant d'un point de côté : on constate un léger épanchement qui disparaît bientôt ; cependant, l'état du malade ne s'améliore pas et il meurt dans une syncope. A l'autopsie, lésions de la tuberculose miliaire aiguë avec les granulations radiées de l'actinomycose.

3° *Actinomycose cutanée extensive.* — Un berger s'est fait une brûlure assez étendue ; la plaie ne guérit pas et s'étend toujours; on constate la présence des champignons sur les bourgeons. Il y a des *echinobotrions* en abondance dans la prairie où il mène paître ses bœufs.

Ces quatre cas donnent la classification que je propose : toutes les observations connues trouvent place dans ce cadre.

Nous distinguerons donc :

1° La forme *sous-maxillaire* primitive ou secondaire, la *forme cervicale d'emblée* de Firket; la pseudo-adénite sous-maxillaire, débutant dans une alvéole dentaire ou par une glande sous-maxillaire;

2° La forme *pulmonaire,* le plus souvent secondaire et à marche extensive; primitive, dans un cas, et rappelant la marche de la tuberculose miliaire aiguë, *forme thoracique* de Firket, *bronchique* de Cantani;

3° Enfin, la *forme cutanée envahissante* comprenant les formes auxquelles les Allemands ont donné à tort le nom de thoraco ou lombo-abdominale, d'après la topographie des cas observés.

De ce que nous avons vu jusqu'ici, ressort la gravité exceptionnelle de cette redoutable affection. L'actinomycète résiste, ainsi que je vous l'ai dit, à la plupart des réactifs connus : il n'y a donc pas de remède. L'extirpation, dans la pseudo-adénite sous-maxillaire, offre seule quelque chance de succès. Mais, dans la forme pulmonaire, on se trouve absolument désarmé.

Ces considérations donnent une idée de l'importance qu'il y a, au point de vue du pronostic, à savoir reconnaître la présence de l'actinomycète dans une collection purulente quelconque et à distinguer ce champignon de ses congénères.

Lorsque les petites sphères jaunes sur la description desquelles j'ai tant insisté, existent dans le pus d'un abcès froid par exemple, c'est déjà une présomption en faveur de l'actinomycose. Il convient alors de les prendre et de les agiter dans un vase avec de l'acide chlorhydrique qui les débarrasse des sels de chaux sans les altérer elles-mêmes : sous le champ du microscope et à un faible grossissement, on voit alors des masses radiées qui affectent comme disposition la forme de l'étoile de mer.

On y observe une zone interne et une zone externe. La zone externe est d'autant plus riche que la maladie a été plus rapide ; elle est composée de petits renflements ayant la forme d'hyphes articulés à base centrale. La zone interne est granuleuse : c'est du mycelium dans lequel on trouve également des hyphes qui n'ont pas pu se développer aussi commodément qu'à la périphérie.

Ponfick a décrit une cloison au point où la surface terminale de l'hyphe s'unit à la sphère terminale ; mais il est le seul à la mentionner.

Ce que l'on constate seulement, c'est que cet hyphe articulé est essentiellement composé de deux parties : un tube auquel fait suite une sphère. Dans l'intérieur de cette sphère, on trouve des sporules qui sont capables de la reproduire. On peut supposer qu'elle possède une membrane d'enveloppe qui, sous l'influence de la pression exercée par les sporules, se segmente et s'enroule en forme de boudin. Ces sporules se répandent alors et passent, à cause de leur extrême petitesse, dans les vaisseaux lymphathiques, ce qui explique la rapidité de leur propagation. Enfin, la prolifération s'accentue, les sporules deviennent à leur tour de petites sphères ; à l'extrémité de chaque tube, on en compte cinq ou six qui subissent les mêmes transformations que la sphère primitive qui leur a donné naissance.

Il est à peu près inutile de se servir de réactifs colorants ; car l'actinomycète résiste à peu près à tous : seul le réactif des albuminoïdes, le nitrate nitreux de mercure, paraît avoir quelque action sur lui.

J'ai déjà eu occasion de vous signaler que s'il supportait sans modification les alcalis et les bases concentrées, il n'en était pas de même de l'eau distillée qui le dissout très vite (1-2).

Son développement est mal connu : on ne sait pas d'où il vient ; cependant un botaniste allemand a signalé l'échinobotrion (nom d'un champignon semblable à l'actinomycète) dans l'herbe des prairies où les troupeaux sont le plus frappés.

Notre tâche ne se borne pas là : pour affirmer qu'une maladie infectieuse est due à un micro-organisme, il faut non seulement que l'on ait constaté la présence constante du microbe dans les lésions pathognomoniques, mais encore que, soumis à la culture dans un milieu approprié et inoculé dans le tissu cellulaire d'un animal, il reproduise le type morbide primitif.

L'actinomycète est très difficile à cultiver et à inoculer ; ceux qui sont crétacés ne se cultivent jamais, aussi a-t-on été longtemps sans pouvoir réussir les cultures.

Elles n'ont donné de résultats qu'une seule fois entre les mains de Johne (3), et une autre fois entre celles de James Israël. Ponfick, Firket, Cantani, ont en vain essayé ; par suite de circonstances accessoires, ils n'ont obtenu que de la septicémie.

Dans le cas de Johne (juillet 1883), on avait intro-

---

(1) J. ISRAEL. *Loc. citato*.
(2) LANDAU. *Loc. citato*.
(3) JOHNE. *Ueber Actinomycosis*.

duit dans le péritoine d'un lapin, les granulations jaunâtres caractéristiques : l'animal mourut d'actinomycose généralisée. L'expérience est des plus concluantes.

Le *mode d'introduction* de ce champignon dans l'organisme, est assez intéressant pour m'arrêter un instant. Nous avons vu que la bouche et les organes voisins étaient le lieu d'élection de l'actinomycose. Il est très probable, surtout si l'on croit à la présence, dans certaines prairies, de l'échinobotrion, que chez les animaux l'implantation se fait directement. Les vétérinaires allemands admettent, en général, l'inoculation directe entre les animaux; ils font jouer un grand rôle aux traumatismes de toute nature, comme favorisant le développement du champignon.

Pour l'homme, il est très difficile, dans la plupart des cas dont nous possédons les observations, de découvrir la voie d'entrée : cependant, dans deux circonstances, l'inoculation par la voie cutanée paraît avoir été certaine; vous allez pouvoir en juger.

Elka Jeffe habite un local malsain et humide; elle tombe sur le mur de sa chambre qui est chargé de moisissures, elle s'écorche, et cette plaie devient le point de départ de l'actinomycose.

Ce cas viendrait confirmer la doctrine de la *panspermie*, et tendrait à prouver un fait semblable à celui que Wood et Formad (1) admettent pour la diphtérie : le changement en microorganisme pathogène, dans certaines conditions, d'une mucédinée ou d'un schizomycète indifférent de sa nature.

Deutschmann soignait des animaux malades d'acti-

---

(1) Wood et Formad. De la nature du poison diptéritique, *Américan Journal*, 1883.

nomycose; il s'écrasa le pouce et ne tarda pas à être atteint à son tour.

Ici, la chose est très nette et parfaitement constatée; il n'en est pas de même dans les autres faits que nous possédons. La voie buccale, est, en effet, moins facile à admettre chez l'homme.

Nous avons vu que les Juifs orthodoxes, qui ne mangent pas de porc, peuvent présenter de l'actinomycose; ce serait donc, malgré la présence constatée par Dunkert, d'actinomycètes dans la viande de porc, par la partie végétale de l'alimentation que viendrait surtout la contagion; mais ce sont là des points à élucider.

Voilà, Messieurs, ce que l'on sait de l'actinomycose. Nous avons là un ensemble de notions relativement précises qui vous permettent de vous faire une idée générale des maladies infectieuses, et du rôle que jouent dans leur pathogénie les microorganismes qui en sont le substratum. Nous pourrons entrer, dès maintenant et plus commodément, dans l'étude de ces agents morbigènes, et aborder, en toute sécurité, les problèmes si intéressants de la pathologie microbienne.

DEUXIÈME LEÇON

DES MICROBES EN GÉNÉRAL

Messieurs,

Le mot microbe n'est pas vieux : il fut employé pour la première fois en 1878 par Sédillot(1). Les Microbes sont des organismes inférieurs, des champignons, appartenant à la classe des schistomycètes de Naegeli (2), que les Allemands, pour plus de comodité de prononciation, appelent *schizomycètes*. Hæckel (3) les range dans son grand genre des protistes ; Ehremberg (4), ne voulant faire présager de leur nature que leur caractère principal, leur donne le nom de *vibrioniens*. A notre avis, c'est là le mot le meilleur.

Ces éléments sont très résistants. L'eau, l'alcool, l'éther n'ont sur eux aucune action. Le réactif de Millon, le réactif des albuminoïdes, les colore en rouge. Ce sont

---

(1) Sédillot. *Bull. Acad. méd.*, 14 mars 1878.
(2) Naegeli. Zur Umvandlung der Spaltpilzformen *(Recherches sur bes champignons inférieurs)*. Institut de physiologie botanique de München, 1882.
(3) Hæckel. Evolution des espèces.
(4) Ehremberg. Ueber die niedere Pilzformen.

des corps extrêmement réfringents, incolores, mais subissant l'action des matières colorantes qu'on leur applique au moyen de procédés spéciaux qui seront décrits plus tard. Enfin ils peuvent être mobiles ou immobiles et se développent par segmentation avec une rapidité énorme. Cohn a calculé en effet, en acceptant la densité du microbe égale à celle de l'eau, qu'un bacille du charbon peut, en trois jours, dans un milieu convenable, avoir trente-sept trillions de congénères, ce qui représenterait en poids, sept millions cinq cent mille kilogrammes. Ce nombre pourrait paraître effrayant ; mais tous ne sont pas pathogènes, il en est de physiologiques. Il est certain qu'il y en a d'utiles, car certaines fonctions ne pourraient s'accomplir sans eux. Il y a longtemps que M. Béchamp (1) a décrit les *microzymas* indispensables ; et cela, on le comprend sans peine, si on se souvient que la digestion, par exemple n'est essentiellement qu'une fermentation, qu'il n'y a pas de fermentation possible sans ferments, par suite, sans le secours des organismes inférieurs.

Mais ces organismes inférieurs eux-mêmes se différencient-ils entre eux aussi bien qu'on pourrait le croire ?

On emploie, en Allemagne, beaucoup plus souvent qu'en France, le nom de Schizomycètes. Les schizomycètes sont des champignons unicellulaires, à cellules dépourvues de noyau, constituées par une membrane d'enveloppe très mince et un protoplasma clair (2).

Voici d'abord la classification de Wünsche (3) qui se rapproche sensiblement de celle de Cohn, dont je

---

(1) Communications aux Sociétés savantes.
(2) De Lanessan, *Traité de Botanique*, page 1,300.
(3) Wunsche. Die Pilze, 1882.

parlerai ensuite, mais est plus complète au point de vue botanique :

A. — *Division toujours dans la même direction.*

Cellules en Zooglées
- *a* Cellules réunies en familles gélatineuses ou mucilagineuses :
  1. Cellules sphériques............ Micrococcus.
  2. Cellules allongées en bâtons.... Bactérium.
- *b* Cellules agglomérées comme du frai de grenouille, à contours fixes avec une couche d'enveloppe mucilagineuse...................... Ascococcus.

a Filaments cylindriques, indistinctement articulés :

Non ramifiés { 1. minces, courts.. Bacillus,
{ 2. très minces, longs. Leptothrix.
Plusieurs fois ramifiés............ Cladothrix.
b Filaments contournés en spirale.....
1. Courts, faiblement ondulés..... Vibrio.
2. Longs, spiralés flexibles........ Spirochœte.
3. Courts, spiralés, raides......... Spirillum.
4. Enroulés en pelote avec substance unissante.............. Myconostoccus.

B. — *Division en croix.*

Division en croix, les quatre cellules filles restent jointes.............. Sarcina.

Je ne puis, à mon grand regret, Messieurs, entrer dans des détails circonstanciés sur les différentes espèces de ces champignons, dont la plupart sont pathogènes ou susceptibles de le devenir. Si vous voulez, au point de vue botanique, vous faire une idée plus complète de chacun de ces ordres, je vous renvoie au livre de M. de Lanessan dont je vous ai déjà parlé, mais je ne négligerai pas, à chaque affection nouvelle que nous étudierons, de vous donner les caractères des protoorganismes qu'on y a décrits.

Il m'a paru intéressant de vous donner la classification proposée par les deux écoles de Cohn (1) et de Klebs (2) en y joignant tous les développements nécessaires pour vous en faire saisir toutes les particularités ; car il est indispensable de connaître la véritable signification de termes dont aujourd'hui les ouvrages sont remplis et qui donnent lieu à bien des méprises.

Voyons d'abord la classification de Cohn dont vous trouverez les termes dans beaucoup de livres médicaux allemands :

Cohn distingue quatre classes principales dans les microbes ou bactéries (on emploie indifféremment les deux mots), les *sphérobactéries*, les *microbactéries*, les *desmobactéries*, les *spirobactéries*.

A. *Sphérobactéries.* — Les sphérobactéries comprennent les coccus isolés ou réunis. On entend par *coccus*, de petites sphères très réfringentes, incolores, sans détail de structure et mobiles en général, excepté lorsqu'elles sont réunies en *zooglée* : les coccus sont plus petits qu'un µ. Lorsqu'ils sont isolés on les appelle *monococcus ;* ils se divisent suivant leur grandeur en micrococcus et mégacoccus. Leur développement se fait de la manière suivante : un des points de la sphère devient plus obscur : et apparaît noir près de la circonférence de la surface brillante : peu à peu la sphère se déforme, s'allonge suivant la direction de ce

---

(1) Cohn. Untersuchungen über die Bacterien (Beiträge zur Biologie der Pflanzen), 1872, 2ᵉ fascicule.
(2) Klebs. Ueber naturliche Krankheitfamilie (Arch d. Heil.), t. I.

point, s'étrangle en son milieu et finit par se séparer de la sphère-mère. La sphère-fille peut s'éloigner de la sphère-mère, ou lui rester accolée. Dans ce dernier cas, les deux sphères adhérant par un point, figurent assez bien la forme d'un 8, et constituent ainsi la seconde variété du genre, les *diplococcus*. Ils sont souvent immobiles comme les précédents et ne diffèrent en rien de leurs congénères. Le microbe du choléra des poules est un diplococcus.

Enfin, les coccus réunis en grand nombre et affectant les figures les plus variées finissent à un degré plus avancé par sécréter une membrane enveloppante appelée *glie* par Billroth et réalisent ainsi le type de la *zooglée*. La zooglée est en général immobile et une fois constituée n'a aucune tendance à s'agrandir.

Billroth appelle ces bactéries *gliococcus* : il y distingue suivant les formes qu'elles revêtent les ascococcus, les pétalococcus, etc., etc. Ces mots sont défectueux, en ce sens qu'ils fixent des formes qui sont par elles-mêmes essentiellement éphémères et accidentelles.

Les sphérobactéries et mieux sphérocoques (car sphérobactéries veut dire bâtonnets ronds) sont celles que l'on rencontre le plus fréquemment dans la plupart des maladies : ce sont celles de la septicémie. On les trouve dans l'uréthrite, l'érysipèle, la diphtérie, la pneumonie, l'endocardite, l'ostéo-myélite, la rougeole, la scarlatine, la syphilis. Une d'elles colore du pus en bleu, etc. : ce sont elles qui donnent le phénomène parfois observé des sueurs rouges.

B. *Microbactéries.* — Les microbactéries (la 2ᵉ classe de Cohn) comprennent les microbes du genre *bacterium*. Elles se présentent sous forme de petits bâtonnets mobiles, ordinairement très petits, répondant à ce qu'en France on appelle les bacilles; elles sont très nombreuses.

On a décrit le *bacterium termo,* le *bacterium saprogène* qui a deux µ. de longueur et qui préside à la transformation savonneuse des chairs en putréfaction; le *bacterium lineola,* qui a de trois à cinq µ.; le *bacterium punctum,* microbe de l'érisypèle, de la purulence; le *bacterium catenula*, le *bacille de la tuberculose.* Enfin, dans quelques cas, ils peuvent être colorés comme le *bacterium aeriginosum* que l'on a découvert dans le pus vert.

Il ne faudrait pas croire qu'entre cette classe et la classe précédente il y ait d'énormes différences. On comprend sans peine que deux petites sphères accolées l'une à l'autre, souvent plus petites qu'un µ, peuvent passer pour appartenir au genre bactérium. C'est ce qui arrive pour le choléra des poules, où l'on trouve, à côté de diplococcus très nettement caractérisés, de petits bâtonnets ressemblant absolument aux microbactéries. Nous ne croyons pas qu'il y ait là deux formes distinctes; mais bien que l'insuffisance de nos moyens d'investigation ne peut encore nous faire percevoir sur ce petit bâtonnet les renflements qui nous le ferait nommer diplococcus. Il en est de même pour la coqueluche, dont le microbe décrit par Karl Bürger se présente sous les deux formes. C'est ce qui prouve une fois de plus que l'exclusivisme est toujours chose mauvaise.

C. *Desmobactéries.* — Nous en arrivons à la troisième classe, celle des desmobactéries. Ce sont là encore des bâtonnets plus grands que les précédents et à formes variables, qui sont pour la plupart très nettement mobiles. Cohn y distingue deux sous-classes : les bâtonnets droits, qu'il appelle *bacillus,* et les bâtonnets onduleux, à qui il donne le nom de *vibrions.* Le bacillus de Cohn n'est autre que la bactérie ou bactéridie de Davaine. Les vibrions du genre leptothrix, par exemple, ont l'aspect de petits bâtons clairs avec deux ou trois lignes sombres ; les torulacées présentent, elles, des étranglements et des échancrures au niveau des lignes sombres. On doit signaler comme types importants, outre les genres cités, le *bacillus anthracis* qui est très long (5 à 10 μ.) et qui est immobile, le bacillus du foin, etc., etc.

D. *Spirobactéries.* — Enfin, les spirobactéries, qui forment le quatrième et dernier terme de la série, sont plus ou moins volumineuses et possèdent presque toutes une extrémité renflée et une autre plus petite et contournée, résultats de la soudure de deux ou plusieurs bâtonnets. On en trouve le type le plus parfait dans le microbe de la fièvre récurrente, le spirochœte d'Obermeyer.

Telle est, Messieurs, la classification proposée par Cohn ; vous en avez déjà saisi le principal défaut. Toutes ces formes, en effet, ne paraissent pas avoir une fixité suffisante pour entrer dans un cadre déterminé. Si diverses qu'elles puissent paraître, elles n'ont pas des différences tellement caractérisées que l'on puisse y distinguer des classes ou des genres. Nous verrons même qu'un microbe donné peut, à une certaine période de son évolution, être rapporté à un type dont il se sépare complètement dans la suite. En un mot, un microbe peut passer par des transformations telles que, comparé à lui-même, l'expérimentation seule en puisse démontrer l'identité.

C'est, pénétré de ces idées et aussi après s'être rendu

compte par de nombreuses recherches, que certains microbes pouvaient passer par toutes les formes possibles des générations alternantes que Klebs a eu la pensée de les classer par familles morbides naturelles, c'est-à-dire d'après leur action sur les tissus. Cette classification n'est assurément ni complète, ni juste; mais nous devons l'accepter comme rendant mieux compte des faits, et parce que, dans l'état actuel de la science, il est impossible de mieux faire.

Devons-nous penser comme Cohn que les microbes sont des champignons parfaitement distincts susceptibles d'être classés et décrits ? ou bien devons-nous croire avec Klebs qu'ils sont soumis à une généra- alternante dont les différents termes offrent une série de formes variables pour le même type? C'est là un problème que l'on ne peut résoudre dans l'état actuel de la science : cependant, il faut dire dès maintenant, que l'opinion de Klebs paraît infiniment plus probable, ainsi que je vous le montrerai un peu plus tard.

Klebs (1), donc, distingue deux grands genres : les *microsporinées* et les *monadinées.*

Les *microsporinées* sont essentiellement constituées par des coccus qui, d'abord isolés, s'agglomèrent autour d'un point central, deviennent des bactéries correspondant aux zooglées de Cohn.

Les *monadinées,* au contraire, disposées en travées, n'affectent jamais la forme zoogleique; dans la rougeole, par exemple, elles présentent l'aspect de coccus très réfringents isolés ou réunis au nombre de trois ou quatre au plus sans aucune règle. Au lieu de voir dans le champ du microscope des taches à contours plus ou moins réguliers comme dans les

---

(1) KLEBS. Beiträge zur Kentniss der pathogenen Schistomyceten. (*Archiv. f. exp. Path*, 1875/ t. IV, page 420.)

microsporinées, on aperçoit seulement des lignes plus ou moins sinueuses et toujours très courtes rappelant les bâtonnets, sur la genèse desquels j'ai précédemment attiré votre attention.

Il est clair que cette classification est imparfaite, puisqu'il n'existe pas de ligne de démarcation nettement tranchée entre les deux genres principaux qu'elle comporte : mais, si je vous engage à l'accepter, c'est parce qu'elle consacre des faits que l'on a eu maintes fois l'occasion de constater. Pour vous en donner une preuve frappante, permettez-moi de faire passer sous vos yeux les planches qui représentent les différentes formes d'un microbe observé dans la pneumonie fibrineuse franche.

Dans la pneumonie fibrineuse, on trouve constamment des éléments figurés, à l'état isolé dans le sang, réunis en grand nombre au niveau de certains organes. Ces microorganismes se présentent sous trois formes principales qui sont très probablement les trois termes d'une seule génération, car l'inoculation, aux lapins, de l'une quelconque de ces formes, reproduit la maladie.

Au premier degré, ce sont des bâtonnets en général isolés (et alors mobiles sur place) ou réunis en chaînes, comme le sont les monadinées de Klebs. Le plus souvent ils s'agglomèrent par groupes de six, neuf ou douze, de façon à figurer un Y. Ces bactéries sont un peu renflées à l'une de leurs extrémités qui paraît aussi plus sombre, et ont une zone brillante et très étroite qui les entoure complètement. Ce n'est pas le lieu de discuter ici sur la nature de cette zone ; mais ce que nous devons dire, c'est qu'à un stade plus avancé, on aperçoit deux à trois petites spores dans l'intérieur du bâtonnet. La première qui apparaît, est toujours celle qui occupe l'extrémité renflée. Plus tard la capsule présente une inflexion correspondant à chaque intervalle entre les spores, et enfin elle finit par disparaître, laissant les spores, ou complètement libres, ou une seule dégagée, les deux autres restant accolées.

Dans des cultures ultérieures, on voit le centre de ces mêmes sphères devenir grenu, sans que leur réfringence soit diminuée dans des proportions notables. Puis, la sphère éclate en répandant dans tous les sens les sporules qu'elle contenait, comme une gerbe d'étincelles; mais la plus grande partie reste adhérente au point de départ et donne alors une figure qui se rapproche de celle du lys héraldique.

A ce moment, cette multitude de grains brillants se trouvent réunis en zooglées plus ou moins compactes, troisième degré de l'évolution du schizomycète. Parmi ces grains, il en est qui restent isolés, il en est d'autres au contraire qui s'accolent deux à deux, rarement trois à trois, et qui, en se développant, reproduisent ainsi les bâtonnets primitifs. Je m'arrête : je n'ai voulu que vous donner quelques notions ; nous aurons à revenir plus tard sur ce sujet.

Telles sont, Messieurs, très brièvement énoncées, les transformations par lesquelles passe la bactérie pneumonique : vous avez, sans doute, remarqué que quelques-unes de ces formes que Cohn avait essayé de différencier et auxquelles, non seulement, il avait assigné des places particulières dans la même famille, mais qu'il avait classées dans des genres distincts, ne sont souvent que les termes successifs d'une même évolution.

Or, à quelque point de son développement qu'on prenne le microbe de la pneumonie, qu'on l'inocule ou qu'on le cultive, on aboutit toujours, soit au même type morbide, soit à la reproduction de la même bactérie. Il nous est donc permis de conclure, avec raison, que nous n'avons là affaire qu'à des formes différentes, et non à des espèces différentes, et que, par suite, nous devons choisir d'autres bases pour établir une classification rigoureuse. Et, pour nous, qui ne voulons étudier, des microbes, que leurs propriétés pathogènes, nous devons, de l'exemple que je viens de vous citer, retenir ce fait que la forme d'un microorganisme n'est pas un caractère suffisant pour le spécialiser. Nous ne considérerons comme légitimement démontrés et susceptibles de dénominations, que les microbes qui, à la fixité des formes joindront la constance des réactions colorantes. Ceux qui peuvent être cultivés et inoculés, ceux qui, à quelque moment de leur existence qu'on les considère, peuvent reproduire la maladie dont le processus leur est attribué : ceux-là seuls, nous les appellerons pathogènes.

TROISIÈME LEÇON

TECHNIQUE MICROBIENNE

Messieurs,

Je vous ai dit les conditions que devait remplir une maladie pour être considérée comme microbienne, je n'y reviendrai pas. Je vous décrirai simplement aujourd'hui les procédés par lesquels on isole les microbes, ainsi que les principales méthodes de culture. Cette étude est aride, mais elle est nécessaire pour qui veut s'occuper de pathologie microbienne.

Il n'est pas aussi simple qu'on pourrait le croire de prélever pour l'examen un liquide qui contient des bactéries; et lorsque c'est, par exemple, au sang à qui l'on s'adresse, il est nécessaire d'employer une série de précautions que l'on ne peut négliger à moins de s'exposer à un grand nombre d'erreurs, plus graves les unes que les autres.

Supposons donc que nous voulions prendre du sang à un doigt. On commence par laver le doigt avec de l'alcool absolu, puis on le recouvre de collodion; avec une aiguille préalablement flambée, on pique le doigt sur lequel, entre la peau et le collodion, apparaît une mince gouttelette de sang qui s'étale un peu. — On a eu soin de préparer auparavant un certain nombre de pipettes de Pasteur (pl. I, fig. 1) : ces pipettes se composent d'un tube à renflement sphérique situé à égale distance, à peu près, des deux extrémités; l'une est capillaire et fermée ; l'autre plus large, est obstruée par un bouchon de ouate. Rien n'est plus facile que de fabriquer soi-même ces petits instruments, en chauffant doucement un tube rectiligne de calibre uniforme, en un point de son étendue, puis étirant une des extrémités, bouchant, avec de la ouate, l'extrémité non étirée, puis laissant le tout un jour à peu près dans une étuve à 120 degrés. — Mais revenons-en à notre doigt sur lequel, vous vous en souvenez, est une gouttelette de sang aplatie par la couche de collodion dont nous avons couvert l'extrémité digitale. On brise l'extrémité fermée de la pipette que l'on porte immédiatement sur le doigt ; il est presque toujours inutile d'aspirer, le sang monte par capillarité; mais on pourrait le faire sans danger de contamination pour le liquide. Puis on termine l'opération en refermant le tube à la lampe.

On pourrait encore employer le procédé de Kannemberg (1), qui consiste dans la précipitation du sang dans une solution de thymol.

Pour examiner le liquide ainsi recueilli, Pasteur en France et Tyndall en Angleterre, qui ont fait les premières recherches marquantes et les plus grandes découvertes, déposaient simplement et sans coloration sur la lamelle, la gouttelette du liquide à examiner, sang ou autre. Aujourd'hui, on fait une opération

---

(1) KANNEMBERG. *Ueber Nephritis bei acuten Infectionskrankheiten.* (Zeitschrift f. Klin. med., 1883.)

préalable qui consiste dans la fixation de la préparation ; et il faut reconnaître que, si la présence des microorganismes avait pu être décelée par la méthode rudimentaire du début, c'est par les moyens d'examen perfectionnés dont je vais vous parler maintenant, que l'on a pu découvrir les détails précis de structure, et surtout les formes alternantes de certains bacilles dont nous ne connaissions auparavant que la forme adulte (bactéridie charbonneuse, par exemple) (1).

Cette opération comprend deux temps. Il faut s'assurer d'abord de l'extrême propreté de la lamelle, condition que l'on réalise en la plongeant à plusieurs reprises dans l'alcool absolu. Cela fait, on la dessèche de plusieurs manières ; par l'évaporation : on met la lamelle sous une cloche dont on a précédemment enduit les parois de glycérine ; par la chaleur : on la porte dans une étuve à cent degrés (on fixe ainsi sur le verre les matériaux de l'examen futur, qui, sans cela, seraient emportés par les lavages subséquents). Ou bien encore, on prend la lamelle avec une pince, on la fait passer quatre ou cinq fois et très rapidement sur la flamme d'un bec de Bunsen. Tout à fait au commencement, Ehrlich (2) prenait une petite plaque de tôle plus longue que large, placée sur une petite potence, au-dessous de laquelle était une lampe à alcool ; puis, mettait ses lamelles à chauffer sur la plaque, à partir du point où l'état sphéroïdal ne se produisait plus. C'est cette opération qui constitue ce que l'on a appelé la méthode de *caléfaction* d'Ehrlich.

Après avoir desséché la préparation par un des

---

(1) Travaux de Koch.
(2) EHRLICH. Methodologische Beiträge zur Phys. und Path. des versch. Formen der Leukocyten. (*Zeits. f. Kl. med.*, t. I, p. 553.) — Idem. (*Zeits. f. Kl. med.*, t. II, p. 710.)

artifices précédents, il faut la fixer. Pour cela, on se sert d'une solution d'acide chromique à 1 %. Au Collège de France, on emploie l'acide osmique au même degré de dilution. Enfin, Soubbotine, qui a publié sur le sujet qui nous occupe, un travail consciencieux (1), préfère les vapeurs d'acide osmique à 1 %, après avoir soumis la préparation à l'action de l'alcool absolu. Ce choix est justifié, car l'acide osmique fixe les éléments anatomiques, en même temps qu'il les colore; toutefois, son emploi un peu prolongé, ne permet plus une autre coloration par un agent quelconque.

Lorsqu'il s'agit d'examiner un tissu, tel que le poumon, par exemple, le manuel opératoire est un peu plus compliqué, et doit être décrit avec soin.

On commence par choisir un point de l'organe aussi éloigné de l'air ambiant que possible. Avec un scalpel dont la lame aura été soigneusement flambée, vous détachez par quatre incisions réciproquement perpendiculaires un petit cube central de substance pulmonaire; de façon que, au moment précis où l'air va baigner la surface de section, cette surface soit en contact avec le couteau chauffé. Ce morceau de poumon ainsi obtenu est immédiatement porté dans l'alcool absolu, ou dans l'acide osmique à 1 %.

Précautions identiques, si l'on doit recueillir du sang; on lave d'abord un vaisseau ou le cœur avec de l'alcool à 95°, puis on le ponctionne avec un bistouri chauffé. On peut encore se servir de l'artifice suivant: on prend une pipette, dont on introduit l'extrémité effilée et fermée dans l'endocarde; on brise alors le bout du tube et on aspire le sang.

Si l'on prend toutes ces précautions, c'est que

(1) Soubbotine. Arch. de phys., 1881.

la loi ne permettant, en France, de pratiquer les autopsies que vingt-quatre heures après la mort, le vibrion septique a eu le temps de se développer avec une abondance extrême dans les tissus. Aussi, faut-il procéder aussi vite que possible, et pour cela, pendant l'autopsie même, on congèle la pièce à couper ; on a ainsi, quelques minutes après l'ouverture du corps, des préparations persistantes. C'est dans ce but, qu'ont été imaginés les microtomes à glace dans la description desquels je ne puis entrer, ne pouvant vous en présenter. Si ces instruments perfectionnés aident beaucoup à la technique, on peut aussi se servir d'un microtome ordinaire. En procédant comme je vous l'ai dit plus haut, on obtient de très bons résultats. Vous trouverez, dans les Archives de physiologie (1883), une description détaillée, due à M. Malassez, des microtomes les plus perfectionnés.

Ces coupes, une fois faites, doivent être soumises à l'action des réactifs, dits clarifiants, appelés dissolvants en Allemagne ; ces réactifs rendent les plus grands services pour déceler les microbes dans les coupes ; ils avaient déjà été utilisés par Kannemberg(1) pour étudier les bactéries des cylindres rénaux. Klebs (2), Recklinghausen (3) et bien d'autres encore, les avaient employés dans leurs préparations. Les plus usités sont aujourd'hui l'acide nitrique, l'acide acétique glacial et les bases, soude et potasse, avec leurs composés, sous forme de carbonates principalement. Il faut y ajouter l'éther et le chloroforme qui sont *les dissolvants* de choix des matières grasses.

J'appelle ces réactifs, clarifiants ; car, d'après ce que

---
(1) KANNEMBERG. *Loc. cit.*
(2) KLEBS. Handbuch der path. Anatomie, 1870.
(3) Von RECKLINGHAUSEN. Verhändlungen der phys. med. Gessel. in Würzburg, 1871.

je vous ai dit dans mes précédentes leçons de la résistance des microbes, vous devez comprendre qu'ils ne sont pas employés dans le but d'agir sur eux, mais bien sur ce qui les entoure. Dans certains cas, ils sont indispensables. Un exemple vous fera bien comprendre cette action.

Von Recklinghausen fait remarquer que beaucoup de zooglées disparaissent dans la suppuration : on n'arrive que par les acides, à en déceler la présence.

Il en est de même pour les spirochœte d'Obermeyer qui ne se colorent pas par les moyens ordinaires : là encore, il est nécessaire de faire agir les acides, etc.

Passons aux méthodes de coloration. Deux principales : coloration simple et double coloration ; les microbes peuvent, ou avoir une coloration élective, ou se colorer indifféremment par la plupart des réactifs que, pour abréger, nous diviserons en électifs et en indifférents. Certains microbes subissent l'action d'un grand nombre de colorants, d'autres, comme le bacille de Koch, sont indifférents à tous les réactifs, sauf celui qui leur est propre.

Disons, dès maintenant, que nous connaissons fort peu encore les colorants spéciaux des différents schizomycètes. Et c'est cependant là un sujet de recherches très important, car l'aptitude de coloration d'un microbe sert beaucoup à le caractériser. Je me contenterai de vous signaler le procédé d'Ehrlich, pour le bacille de Koch.

Mais je vais d'abord vous donner la classification des principaux réactifs en employant la terminologie d'Ehrlich (1) : cette classification vous est utile à

---

(1) EHRLICH. Beiträge zur Kentniss der Anilinfärbungen. (*Arch. f. mikr. Anat.*, t. XIII.
Voyez WEIGERT. Technique. *Virchow's Arch.*, t. LXXXIV.

connaître, car vous en trouverez les termes dans la plupart des ouvrages spéciaux.

Les dérivés d'aniline, que Ehrlich appelle acides, rouges ou violets, comprennent les fluorescéines, dont le plus employé est l'éosine; ce sont des couleurs bitonales, c'est-à-dire des couleurs qui changent suivant leur degré d'hydratation ; les nitrokröper, l'acide picrique par exemple; les sulfacides, et dans le nombre la rosaniline et ses dérivés ; enfin, les acides primitifs (primäre farbsaüre.) Pour terminer, citons les violets d'aniline qui sont basiques (1).

Parmi les violets, les violets de méthyle BBBBB, de Bâle et le violet de gentiane, marque BB. On emploie pour le bleu, le bleu de méthylène; pour le rouge encore, la fuchsine; pour le brun, la vésuvine que l'on emploie surtout pour colorer les fonds (brun de Bismarck). Enfin, en vert, le vert de méthyle.

Pour l'aniline, on se sert souvent d'une solution alcoolique très concentrée dont la consistance ressemble à celle de l'huile, aussi l'appelle-t-on huile d'aniline, *anilinöl*.

Ces divers réactifs, lorsqu'ils sont conservés longtemps dans les laboratoires, non seulement se peuplent de microbes avec une extrême facilité, mais encore sont le siège de transformations qui en altèrent rapidement la capacité colorante. Pour éviter ces inconvénients, on fait avec l'une des diverses subs-

(1)   Fluorescéines   (éosine)
      Nitrokörper   (acide picrique)
      Sulfacides   (rosaniline)
      Primäre farbsaüre   (*Acides colorants primaires*).
      Violet de méthyle BBBBB
      Violet de gentiane BB
      Brun de Bismarck
      Vert de méthyle
      Anilinöl   (huile d'aniline)

tances que j'ai passées en revue, une solution alcoolique concentrée et, pour s'en servir, on verse quelques gouttes de cette solution dans quinze ou trente centigrammes d'eau distillée; on filtre avec soin, et on fait agir la matière colorante sur la lamelle ainsi qu'il a été dit.

Pour les liquides, après avoir fixé la préparation, on se contente de mettre simplement une goutte de réactif sur la lamelle et de laver ensuite; pour les coupes, on procède par immersion, celles-ci devant rester en contact avec le liquide pendant un temps variable. Autrefois, on les retirait au bout de quelques minutes; maintenant, on les laisse quelquefois vingt-quatre heures, surtout lorsqu'on emploie la méthode des doubles colorations.

Enfin, lorsqu'on veut photographier la préparation, on ne peut se servir avec chance de succès que de la vésuvine ou brun de Bismarck.

Ceci entendu, voici le plan qu'on doit toujours suivre lorsqu'on ne sait pas encore si le microbe à examiner est susceptible ou non de coloration.

« *On fait une solution aqueuse à* 1/1000 *de violet*
« *de méthyle* BBBBB : pour éviter la présence de
« mucédinées on ne se sert que d'eau bouillie et
« d'instruments flambés. Vous mettez soit la coupe,
« soit la lamelle dans la solution, et vous les laissez
« en présence, de douze à quatorze heures. Vous fai-
« tes ensuite une solution de potasse ou de soude à
« 2 % et, après avoir lavé votre lamelle avec de l'eau
« distillée, vous la plongez pendant un quart d'heure
« environ dans le sel de potasse. Tout se décolore
« sauf les microbes et les noyaux cellulaires.

. « Pour éclaircir la préparation, il faut la déshydrater
« et, pour cela, on la passe rapidement dans trois cap-
« sules contenant de l'alcool à des degrés divers, la

« première à 45 %, la seconde à 60 %, la troisième à
« 95 ou à 100 %. Si, alors, vous ne voulez pas de dou-
« ble coloration, vous portez la lamelle dans de l'es-
« sence de girofle, vous la placez sur la lame porte-
« objet et la fixez avec du baume de Canada sans
« chloroforme (le chloroforme exerçant à la longue,
« sur les couleurs, une action destructive).

« Si, au contraire, vous employez la double colora-
« tion, faites agir le second colorant au moment où
« vous devriez plonger la lamelle dans les trois sortes
« d'alcool. Les manipulations à faire sont alors les
« suivantes : coloration du schizomycète, lavage et
« décoloration comme ci-dessus ; recoloration des
« fonds, par le même procédé, avec la vésuvine ou
« brun de Bismarck ; second lavage et seulement alors
« immersion de la lamelle dans les trois capsules
« d'alcool à 45, 60 et 95%, puis clarification de la pré-
« paration par l'essence de girofle et enfin fixation
« définitive dans du baume de Canada sans chloro-
« forme. »

Voilà donc les diverses manœuvres auxquelles vous devez procéder dans la recherche des microbes que vous ne connaissez pas. Mais, une fois que la préparation est sous le champ du microscope, il importe de vous mettre en garde contre certaines causes d'erreur et de passer rapidement en revue les différents corps que l'on pourrait confondre avec les schizomycètes.

Tout d'abord les cellules à vacuoles ; si vous examinez la queue d'un têtard, vous voyez, dans les cellules, des vacuoles extrêment petites qui ne se colorent pas et que l'on pourrait bien prendre pour des coccus. Ces granulations, appelées granulations γ d'Ehrlich [1],

---

[1] Westphal. Ueber Mastzellen, Th., Berlin, 1880.

basophiles, ne subissent l'action d'aucun réactif et sont reconnaissables à ce caractère négatif.

Elles se rencontrent dans un certain nombre de tissus, mais, avec les caractères que je viens de vous dire, vous les différencierez.

Dans le phénomène appelé coagulation par nécrose (coagulationnécrose), une cellule meurt, son noyau se divise en plusieurs fragments qui s'arrondissent par frottement, et qui peuvent être pris pour des schistomycètes, ainsi que l'ont démontré Conheim et Weigert (1). Ces fragments de cellule s'en distinguent par ce fait qu'ils sont colorés par le picro-carmin, et aussi par les inégalités qu'ils présentent à un fort grossissement. Enfin, Weigert a également signalé, dans la septicémie la présence de granulations de leucine qui se colorent par l'aniline, mais sont inégales et se décolorent très facilement sous l'action de l'acide nitrique.

Je vous ai donné la marche à suivre pour la coloration des microbes indifférents, ou pour aller à la recherche d'un microbe inconnu. Mais il y a certains schizomycètes qui ont des substances d'élection qui seules les colorent ou bien les rendent visibles. C'est ainsi que le gonococcus de Neisser (le microbe de la blennorrhagie), et le coccus de l'endocardite ulcéreuse se colorent par le bleu de méthylène, et que certains bacilles, décrits par Hansen (2), dans la lèpre, comme rebelles à l'action de la vésuvine, se colorent très bien par la fuchsine.

Il est important également de savoir que certaines bactéries, suivant qu'elles sont prises dans le sang ou soumises à la culture, ne se colorent pas par la même substance.

---

(1) Weigert. *Loc. cit.*
(2) A. Hansen (de Bergen). Etudes sur la bactérie de la lèpre (*Arch. de biologie de Van Beneden*, t. III, fasc. IV).

Enfin, on peut se trouver en présence de microbes qui refusent absolument toute coloration ; le plus sûr moyen de les rendre manifestes, est alors de recourir aux dissolvants.

Mais j'en reviens maintenant aux colorations électives ; parmi celles-ci, il en est une que l'on a plus particulièrement étudiée, celle du bacille de la tuberculose, et sur laquelle je me propose d'attirer spécialement votre attention. La description des divers procédés dont on se sert dans ce genre de recherches me servira de transition naturelle pour l'étude des microbes en particulier, et sera le préliminaire indispensable des leçons sur la tuberculose.

Deux méthodes principales sont en présence : celle de Koch, l'auteur de la découverte du bacille, et celle d'Ehrlich. La première est presque complètement abandonnée aujourd'hui. Koch, lui-même, emploie dans ses recherches la méthode d'Ehrlich. Je vous citerai, cependant, la première au point de vue de l'intérêt historique qu'elle peut présenter. Elle consiste à colorer le microbe par le bleu de méthylène alcalinisé, à décolorer par l'acide nitrique et à composer le fond avec la vésuvine ou brun de Bismarck. Ce procédé est, je le répète, absolument délaissé, même par son auteur, qui emploie celui d'Ehrlich. Ehrlich exposa sa méthode dans une communication faite au *Verein für innere Medicin zu Berlin,* le 1er mai 1882, et qui fut reproduite le 6 mai par le *Berliner Klinische Wochenschrift*. La voici telle qu'il la donne :

Comme disposition préliminaire, vous prenez deux lamelles sur lesquelles vous avez déposé des produits tuberculeux ; vous les accolez, puis vous les faites glisser l'une sur l'autre ; vous laissez dessécher la préparation à l'abri de la poussière, et vous la passez deux ou trois fois et assez rapidement snr la flamme d'un bec de Bunsen, ou bien encore vous la laissez une heure dans une étuve à 100° ou 110°.

Ces mesures préliminaires prises, on fait, ce que l'on appelle du nom de l'auteur, l'*Ehrlich;* pour des recherches minutieuses, il importe de recommencer son Ehrlich chaque fois. Pour cela, on sature 200 cg. d'eau avec de l'huile d'aniline ; on met le tout dans un ballon de verre que l'on secoue énergiquement pendant un quart d'heure environ ; on passe alors trois fois dans un filtre (préalablement porté à la température de 100°) le mélange colorant jusqu'à ce qu'il devienne clair. Puis, on prend une solution alcoolique saturée de fuchsine ou de violet de méthyle ; on la fait tomber goutte à goutte dans le premier liquide jusqu'à ce qu'il soit devenu opalescent. Vous filtrez alors une dernière fois, et vous conservez dans un flacon obscur.

Lorsque vous voulez vous en servir, il faut toujours avoir le soin de filtrer : vous posez les lamelles à la surface du liquide et vous les y laissez de un quart d'heure à vingt-quatre heures, surtout si vous ne chauffez pas ; vous pouvez les retirer au bout d'une demie heure en portant la solution à quarante ou cinquante degrés. Vous décolorez par l'acide nitrique médicinal au tiers, puis vous lavez la préparation avec de l'eau distillée : vous colorez alors le fond avec de la vésuvine et comme précédemment vous passez la lamelle dans les trois capsules d'alcool, dans l'essence de girofle et fixez avec le baume de Canada.

Tel est le procédé d'Ehrlich : je ne vous citerai pas les innombrables modifications que l'on lui a fait subir et qui varient pour chaque auteur ; je vous dirai seulement que Baumgarten (2) a découvert pres-

---

(2) BAUMGARTEN. Tuberkelbakterien. *Cent. f. d. med. Wiss.*, 1882.

que en même temps qu'Ehrlich une méthode analogue. Vous me permettrez cependant de vous dire un mot du procédé de Brun (1) pour découvrir le bacille dans les crachats : il me paraît infiniment plus simple que celui d'Ehrlich pour la circonstance, mais est passible de quelques réserves que je ferai bientôt.

Vous arrosez la lamelle avec une solution concentrée de fuchsine ainsi composée :

    Eau . . . . 24 cent. cubes.
    Alcool fort. . . . . 12 id.
    Aniline . . . . 2 id.

Vous immergez la lamelle pendant dix à douze minutes sans chauffer ; vous lavez dans une capsule à bec avec une petite proportion d'eau distillée, puis vous décolorez par :

    Acide nitrique.. . . . . . . 15 grammes.
    Acide acétique glacial . . 10 id.
    Eau . . . . . , ... 55 id.

La décoloration s'obtient en moins d'une demi-minute : on verse alors à flots de l'eau distillée dans la capsule.

M. Brun propose aussi, à cause de l'impossibilité où l'on est de se servir de baume au chloroforme qui décolore très rapidement les microbes, le mélange suivant :

    Gélatine très blanche . . . 14 grammes.
    Acide salicylique . . . . . . 0 id. 25.
    Eau distillée . . . . 88 id.

(3) BRUN. *Bulletin des séances de l'Acad. de méd. Belge.* (Séance du 30 septembre 1882).

Dissolvez au bain-marie, vous n'aurez qu'à déposer une goutte de cette substance sur la préparation dont vous aurez pris soin de neutraliser complètement l'acidité. En chauffant, vous obtenez une adhérence absolue de la lame à la lamelle. Ensuite vous lutez au bitume.

On emploie fréquemment en Angleterre et en Amérique pour colorer le bacille de Koch, le procédé de Gibbes (1), qui comprend les manipulations suivantes.

Le mélange colorant du bacille est le suivant :

<pre>
    Cristaux de Magenta . . . .   2 grammes.
    Huile d'aniline . . . .   3 c. c.
    Alcool (P. spécif. 0,830). . . 20 c. c.
    Eau distillée . . . . 20 grammes.
</pre>

Vous faites nager, pendant quinze à vingt minutes, la lamelle sur une couche de ce liquide filtré et versé dans un verre de montre, puis, vous l'immergez dans l'acide azotique pendant à peu près 7 à 8 minutes. Après avoir enlevé l'excès d'acide par un lavage à l'eau distillée, vous mettez alors votre lamelle en contact avec une solution de chrysoïdine concentrée. Cette solution, préparée en broyant des cristaux de chrysoïdine dans un mortier avec de l'eau maintenue stérile par un cristal de thymol, doit être tenue à l'abri de la lumière et filtrée au moment où elle va être utilisée. La suite de l'opération est identique à celle d'Ehrlich. Ce procédé beaucoup plus rapide que celui d'Ehrlich et s'appliquant même aux coupes de pièces durcies dans l'acide chromique, peut remplacer ce dernier.

(1) GIBBES. *British. med. Journal,* 14 octobre 1882.

Mais on ne peut pas employer avec la même sécurité ceux dans lesquels on supprime la décoloration par l'acide nitrique dilué. Et, de cela, vous avez déjà deviné la raison. C'est le caractère le plus formel, celui qui permet de toujours reconnaître le bacille, sans crainte d'erreur, que cette propriété qu'il possède de rester coloré alors que l'acide nitrique a décoloré tous les autres éléments. Comment serez-vous donc autorisés à dire bacille de Koch, si vous ne lui appliquez pas l'examen qui seul peut le différencier des schizomycètes nombreux de même aspect. Servez-vous d'un procédé abrégé, celui de Brun, par exemple, pour des recherches préliminaires, mais ne lui demandez que ce qu'il peut vous donner, des probabilités que le procédé d'Ehrlich, ou les analogues, pourront seuls changer en certitudes.

Ceci est très important, car on rencontre dans d'autres maladies, la pneumonie par exemple, des bâtonnets très ressemblants à celui de Koch, mais qui par la méthode d'Ehrlich, ne gardent absolument aucune coloration.

Je m'arrêterai là, me réservant de donner, en parlant des microbes auxquels des procédés particuliers de culture ont été appliqués, tous les détails qui pourront vous être utiles.

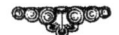

QUATRIÈME LEÇON

CULTURES & INOCULATIONS

Messieurs,

En terminant la dernière leçon, j'ai fait allusion au fait suivant : pour bien connaître un microbe, il faut pouvoir assister aux différents stades de son développement. Or, nous n'observons en général le microbe pathogène qu'à un moment donné de son évolution (toujours le même pour la même maladie, et avec une forme spéciale et fixe). C'est ce qui est arrivé pendant longtemps pour la bactéridie charbonneuse, et plus tard pour les coccus de la pneumonie. Il est donc important que je vous dise comment on procède pour faire les cultures microbiennes, et que je vous décrive avec soin au moins les points les plus importants.

Vous vous étonnerez peut-être des détails minutieux dans lesquels j'entrerai; mais rappelez-vous qu'il n'y a aucun procédé de technique microscopique aussi délicat que les cultures et que c'est pour avoir négligé quelques-unes des précautions recommandées par Pasteur et son école, que des auteurs de grande valeur comme Bastian (1), comme Joly (2), par exemple, sont arrivés à des conclusions erronnées.

Les milieux de culture sont ou liquides ou solides ; les milieux solides ont servi à Koch (3) pour étudier le développement du bacille de la tuberculose, et, ils ont au moins l'avantage de n'être pas aussi facilement accessibles aux germes étrangers, que les milieux liquides.

On peut se servir de gélatine très pure ramollie dans de l'eau, puis bouillie dans son eau d'imbibition. Cependant, ce serait une grande erreur de croire que cette matière est bonne pour les cultures d'examen ; elle a, en effet, l'immense défaut de se soulever en lame épaisse et opaque lorsqu'on chauffe la préparation, alors même qu'elle est restée semi-liquide pendant toute la culture. Il est impossible, dans ce cas, d'étudier, d'une façon satisfaisante, les éléments soumis à l'observation, et on a les plus grandes peines du monde à obtenir, de loin en loin, une préparation qu'on pourra conserver, et qui n'est jamais parfaitement démonstrative.

Il y a, à mon avis, un liquide solidifiable bien préférable à tous les autres pour les cultures sur milieux solides : c'est le liquide fortement fibrineux que l'on obtient par la thoracentèse. Si l'on expose ce liquide à un refroidissement lent, une certaine partie se prend en gelée tremblante ; une autre partie reste liquide. Faites évaporer celle-ci lentement, et vous obtiendrez une gelée un peu plus solide que la précédente, mais parfaitement propice pour les préparations. Si l'on soumet cette substance à une dessication intense, on peut la réduire en poudre parfaitement soluble

---

(1) Bastian. *Théorie des Germes.*
(2) Joly. *Communications aux sociétés savantes.*
(3) Koch. *Loc. cit.*

dans un volume donné d'eau simple, bouillie et chaude. Il est donc facile d'emmagasiner cette poudre, de la conserver en flacons bien bouchés, pour la dissoudre au moment où l'on veut faire les cultures. Et cette fibrine gélatineuse ne présente ni l'inconvénient de se prendre en masse, ni celui de se soulever ensuite en plaques de dimensions étendues.

Nous avons pu nous servir aussi, avec grand profit, de tranches de poumon frais, pour les études du microbe de la pneumonie. Voici le dispositif employé : une coupe est pratiquée, avec un couteau flambé, sur le poumon frais d'une bête récemment abattue, mouton ou agneau. Elle est désinfectée par un séjour de vingt heures dans une étuve à 30°, dans laquelle on a fait brûler de 60 grammes de soufre pulvérisé par mètre cube. Pour empêcher la dessication, on immerge à demi cette tranche de poumon dans une soucoupe contenant un peu d'eau bouillie. On peut admettre, dans l'état actuel de nos connaissances, que l'acide sulfureux a tué tous les germes après dix heures, au moins pour une tranche de poumon épaisse à peine de un demi-centimètre. J'ai toujours, dans les cultures, pris la précaution de laisser une de ces tranches sans ensemencement, et toujours, j'ai vu celle que je n'avais pas peuplée, rester stérile.

Il y a dans ces cultures un écueil, c'est l'arrivée possible des mucédinées contenues dans l'air ambiant; voici ce que j'ai toujours employé pour prévenir cet inconvénient. La soucoupe contenant la tranche de poumon stérilisée est en verre, et sur ses bords usés à l'émeri, s'adapte à frottement, une cloche portant à son extrémité supérieure un tube bouché avec de la ouate; (pl. I, fig. 2) un tube latéral également bouché avec de la ouate permet, dès que le couvercle ou cloche est placé sur la soucoupe, d'injecter de l'air stérilisé, à travers la ouate, de façon à chasser de l'étuve l'air saturé de soufre. Vous ensemencez avec les précautions qui seront dites plus loin. Et la suite ne présente rien de particulier aux milieux solides; vous procédez comme pour les milieux liquides (1) (fig. 3).

L'avantage des cultures sur milieux solides est très grand dans certains cas; c'est ainsi qu'il est très difficile de cultiver le bacille de Koch sur du sérum ou un liquide quelconque. En revanche, beaucoup d'autres microbes peuvent être parfaitement cultivés sur milieux liquides, et c'est avec eux que Pasteur a fait ses immortelles découvertes. Aussi vais-je maintenant vous donner, pour ces milieux, les procédés et la technique dumaître

On s'est servi d'urine, de bouillon de poulet, de bouillon fait avec de l'extrait de Liebig, d'humeur aqueuse, de sérum, etc. Supposons que vous vouliez faire du bouillon avec l'extrait Liebig. Voici comment vous procéderez : vous mettez dans cette capsule, qui contient à peu près 500 grammes de liquide, une petite cuillerée d'extrait. Vous portez la capsule sur un bec de Bunsen, garni d'un trépied recouvert au moyen d'une toile métallique fine. Maintenez l'ébullition pendant une demi-heure au moins, très lente, de façon que la température reste toujours à 100 degrés et que cependant l'évaporation soit minima. Le liquide citrin que vous obtenez ainsi, jetez-le sur un filtre en papier joseph, préala-

(1) Vous prenez la soucoupe C, vous y mettez, après l'avoir flambée, de l'eau bouillie de façon à ce qu'il y en ait au fond une couche de 1/4 cm. à peu près. Vous y mettez le poumon coupé comme j'ai dit plus haut; vous portez dans l'étuve à 50 degrés avec 60 gr. de soufre par 1 mc. pendant vingt heures. Pendant ce temps, vous avez un autre appareil semblable que vous chauffer à 120°. Vous l'ouvrez et rapidement, dans l'étuve, vous coiffez la soucoupe C avec la cloche S. Vous injectez de l'air par A, il sort par B ; puis vous allez ensemencer.

blement porté à 200 degrés. Si la liqueur, après cette opération, n'est pas parfaitement claire, recommencez jusqu'à ce qu'il n'y ait aucun dépôt au fond des vases dans lesquels vous décantez.

Cela obtenu, il vous reste maintenant à introduire ce liquide dans le ballon à longue tubulure latérale, dans lequel vous voulez le conserver définitivement. Le ballon dont vous vous servez comme de réservoir pour le liquide à culture, aura une capacité variable, suivant le nombre de matras que vous voulez ensemencer. Voici la forme la plus commode (pl. I, fig. 3).

Vous cassez l'extrémité effilée de la petite tubulure ; vous adaptez le tube d'une machine pneumatique à la grande tubulure, et faites ainsi de l'aspiration à travers le tampon de ouate qui la bouche. Portez votre ballon dans une étuve Wiessnegg à 115 degrés; vous l'y laisserez, en compagnie des matras de Pasteur, pendant vingt-quatre heures. Vous pouvez être à peu près sûrs que tout germe a été détruit. Si vous voulez une sécurité plus grande, renouvelez cette opération quotidiennement une heure, pendant cinq à six jours : vous aurez alors un liquide stérile et des matras parfaitement stérilisés aussi.

Je ne vous donne pas la description du matras de Pasteur, que je vous recommande pour ces cultures, et qui est généralement adopté. Vous voyez (pl. I, fig. 4) qu'il est construit de façon à se prêter très facilement aux différentes manipulations de la technique microbienne la plus délicate.

Il nous reste maintenant à voir comment on remplit les matras avec le liquide stérilisé, comment on les ensemence, puis enfin, comment on procède aux prises successives d'examen des liquides. On peut, dans un laboratoire bien aéré, où l'air est en repos au moment de l'expérience, se contenter de placer les matras sous une cloche à tubulure latérale, dont les parois sont, en dedans, enduites de glycérine; mais lorsqu'on veut faire des recherches prolongées, il vaut mieux adopter la façon de faire suivante :

La cloche que je vous présente (pl. I, fig. 5) a deux tubulures, dont l'une beaucoup plus large que l'autre. Cette cloche, comme vous le voyez, tient à une plaque de verre sur laquelle elle est lutée par un vernis rapidement siccatif. Sur la plaque de verre rodée qui supporte la cloche, peut tourner une planche ronde de bois léger, forée de trous qui reçoivent la panse des ballons à expériences (matras de Pasteur).

Cette petite modification a un avantage, c'est que, si vous introduisez par la grosse tubulure latérale votre main préalablement lavée avec de l'alcool absolu, rien d'aussi simple que de faire tourner la planchette-support, qui viendra ainsi présenter successivement, devant la petite tubulure, chacun des matras à remplir et à ensemencer.

Vous avez déjà introduit, à travers la tubulure C et la ouate qui l'obture, le bec de la tubulure mince du ballon-magasin. Votre main, armée d'une pince passée aussi dans l'alcool absolu, casse la pointe extrême de cette tubulure. Vous faites tourner la planchette, et soulevez un peu le capuchon du premier matras qui arrive au niveau du bec du ballon contenant le liquide de culture parfaitement stérilisé. Vous injectez, en soufflant avec la bouche, si besoin est, dans le ballon-magasin de l'air qui se filtre à travers la ouate; vous reposez le capuchon sur le matras, lorsque vous l'avez rempli au tiers et passez à un autre, et ainsi de suite.

Si vous voulez ajouter une sécurité de plus à toutes celles que je vous ai indiquées, vous n'avez qu'à soumettre les matras ainsi préparés, *non ensemencés*, que vous vous proposez de tenir en réserve, à une température de 37° pendant sept à huit jours dans l'étuve où vous faites vos cultures. S'ils sont parfaitement stérilisés, rien ne se développera, et vous pourrez les employer sans crainte d'erreur.

Pour ensemencer vos matras, vous les mettez sous la grande cloche dont je vous ai déjà parlé, vous passez votre main gauche dans la grosse tubulure, et dans la petite, à travers la ouate, l'extrémité de la pipette contenant le liquide à expérimenter. Par un procédé analogue à celui que vous avez employé pour remplir vos matras, vous introduisez dans chacun, une petite portion du liquide à éprouver. Puis vous portez tous ces matras dans une étuve de d'Arsonval fixée à 37°-38°.

Il reste bien entendu qu'on n'a négligé aucune des précautions recommandées pour le remplissage des matras : lavage des mains à l'alcool, etc. Vous avez compris aussi la nécessité de laisser, à chaque expérience, un ou deux ballons que vous ouvrez dans la cloche, rebouchez ensuite, mais que vous n'ensemencez pas ; ils vous serviront de matras témoins et ayant passé par les mêmes conditions que leurs congénères, sauf l'ensemencement, si l'expérience est bien menée, il faut qu'ils restent, dans l'étuve, indéfiniment stériles. S'ils se troublaient, les germes viendraient, non de votre ensemencement, mais de l'air ambiant.

Passons à l'examen des cultures. Vous avez vos matras dans l'étuve. Il vous suffira, les deuxième et troisième jours de l'expérience, de regarder, *à l'œil nu,* si la limpidité du liquide est altérée. Mais il vous faudra aussi, à partir de ce moment-là, examiner chaque jour le contenu d'un matras, sans cependant arrêter la culture ni en compromettre la pureté.

Pour arriver à ce résultat, voici comme vous pouvez procéder. Le matras à examiner est pris avec un matras témoin et placé sous la cloche glycérinée. Vous opérez pour la prise du liquide, comme pour l'ensemencement, sauf que, par la pipette, dont vous vous servez, et qui doit être parfaitement stérilisée, vous aspirez une petite quantité du liquide contenu dans le matras. Ce sera la parcelle à examiner que vous porterez sous le microscope, et que vous regarderez d'abord avec un objectif 7 ou 8 et un oculaire 1.

Mais, après coloration surtout, quand vous voudrez déchiffrer les particularités d'organisation du schizomycète soumis à votre observation, il vous faudra les n°s 10 et 12 de Hartnack à immersion et le condensateur de Abbé. Seuls, ces instruments de grossissement et d'éclairage puissants, vous permettront de résoudre les difficultés que vous présenteront les microorganimes pathogènes, comme structure et comme propriétés optiques.

Je ne vous dis rien ni de la coloration, ni du mode de fixation des pièces ; nous savons cela déjà depuis longtemps ; mais ce que je vous recommanderai dans l'étude d'un microbe soupçonné d'être pathogène, c'est de procéder rigoureusement, et, avant de tirer une conclusion, de varier le mode de culture et les conditions de vie de ces organismes, encore bien obscures pour nous. Il faut avoir soin de changer chaque jour de matras pour prélever le liquide d'examen et de toujours mettre, sous la cloche glycérinée, un matras témoin que l'on tiendra ouvert le même temps à peu près que le matras fécondé.

Si le témoin n'est pas contaminé, il est certain que les germes ne viennent pas de l'atmosphère.

Je crois vous avoir donné, jusqu'à présent, toutes les précautions nécessaires à la pureté de vos cultures; il vous suffira, pour les CULTURES EN SÉRIE, de vous reporter à ce qui a été dit il y a quelques instants.

Nous n'avons pas parlé des propriétés chimiques, surtout de l'acidité et de l'alcalinité des liquides, conditions qui ont une grande importance, car tel microbe affectionne un milieu alcalin, et tel autre prospère dans un milieu acide. Aussi, pour tout microbe dont vous ne connaissez pas les affinités, commencez par un liquide de culture neutre, et faites varier soit vers l'alcalinité, soit vers l'acidité : l'avenir vous apprendra rapidement quelle est la réaction que vous devez adopter de préférence.

Si nous récapitulons, la culture se compose des opérations suivantes :

1º Stériliser le liquide de culture ;

2º Remplir les matras stérilisés avec le liquide choisi ;

3º Les ensemencer ;

4º Les porter dans une étuve à 37 ou 38 degrés ;

5º En examiner tous les jours le contenu, sans les souiller ;

6º Faire des cultures en série, car (comme Pasteur a eu le grand mérite de le démontrer) c'est le moyen d'avoir des cultures pures, et c'est aussi la voie à suivre pour produire l'accentuation ou l'atténuation des virus.

Il me faudrait, aussi, vous entretenir maintenant de cette question de première importance : l'atténuation et l'accentuation des virus soit par le changement des milieux de culture, soit par les variations d'oxygénation de l'air, soit par les variations thermiques. Mais nous parlerons plus profitablement de toutes ces notions fécondes pour nous, médecins, à propos des maladies microbiennes, virulentes, où ces divers procédés ont été employés, le charbon, par exemple. Pour le moment, je terminerai cet exposé trop aride par quelques mots seulement sur les *inoculations*, procédés de recherches qu'il ne faut jamais séparer des cultures, si l'on veut s'éviter de dangereuses déconvenues.

Il faut, pour les inoculations, la plus grande propreté des instruments, sans quoi, avec les germes les plus divers on a un résultat unique, la septicémie. Et cela, parceque le vibrion septique est largement répandu dans tous nos laboratoires. Il en coûte du reste si peu de flamber les instruments chaque fois que l'on veut s'en servir. Et, ces précautions prises, vous aurez des succès dans les salles les plus infectées, pour ces petites opérations usuelles qui, sans cela, ont une issue fatale : telle, par exemple, la thoracentèse.

Les seringues à injection hypodermique ou intra-veineuse, doivent être complètement en verre avec aiguille en platine. Il est ainsi possible de les laver dans l'alcool absolu chaque fois qu'on s'en est servi, et de les laisser dans une étuve à cent degrés, pour les stériliser.

Mais, supposons notre seringue remplie avec le liquide à expérimenter et stérilisée par une température suffisante ou une solution concentrée de sublimé. Vous flambez son extrémité, vous lavez la peau de la région où vous voulez opérer, et vous introduisez la canule, soit dans le tissu cellulaire sous-cutané, soit dans la cavité péritonéale, si c'est le lieu que vous avez choisi. Pour entrer dans le péritoine on peut user du procédé recommandé : faire un pli à la paroi abdominale, le traverser, puis reculer jusqu'à ce que l'extrémité de la canule soit libre dans la cavité abdominale, sans avoir pu blesser l'intestin. On peut aussi faire les inoculations dans la chambre antérieure ; la technique en est simple et toute naturelle.

Enfin on emploie, quelquefois, la voie intra-veineuse. Il faut alors redoubler de précautions, isoler parfaitement la veine, garantir les tissus ambiants, piquer franchement, pousser lentement et à fond, puis faire deux ou trois fois piston en arrière pour laver avec du sang la canule, de façon que la plaie veineuse ne s'inocule pas. Car il est des microbes qui, supportés parfaitement dans le sang et vaccinant ainsi (comme la bactérie charbonneuse), tuent très rapidement lorsqu'ils sont inoculés dans le tissu cellulaire sous-cutané.

Je me suis permis ces quelques remarques au point de vue de la microbiologie ; mais pour que vous sachiez, si tel est votre désir, la portée, l'emploi et la technique des injections intra-veineuses, je n'ai qu'à vous renvoyer au beau travail de M. le professeur Oré (1).

Nous en avons actuellement fini avec la technique soit de coloration, soit de culture, soit d'inoculation ; nous avons aussi les notions de botanique microbienne générale, nécessaires pour entrer dans l'étude des processus morbides à schizomycètes que nous nous sommes proposés d'élucider. Cependant, quoique je ne puisse vous donner un exposé général des

(1) ORÉ. *Injections intra-veineuses.*

méthodes d'atténuation des virus, je ne puis résister au désir de vous faire comprendre, par quelques notions générales de thérapeutique, la voie que suivra l'avenir dans le traitement des maladies infectieuses dont le cadre s'élargit de jour en jour. Ce sera le sujet de notre prochain entretien.

CINQUIÈME LEÇON

Essai de Thérapeutique Microbienne

GÉNÉRALE

Messieurs,

Croire que le plus grand nombre peut-être des maladies reçonnaît une origine microbienne et que la maladie, dans son essence, n'est que la réaction de l'organisme contre un schizomycète, devait forcément mener à chercher le moyen de combattre le microbe pathogène. Pour cela, deux moyens : s'attaquer à lui-même; endurcir l'organisme en donnant aux éléments anatomiques une activité telle qu'ils puissent sortir intacts de cette *lutte pour la vie*. Malheureusement l'indication qui serait la plus importante à remplir, la condition première : entraver le développement du microbe, est encore bien souvent au-dessus de nos forces. Comment peut-on espérer atteindre le bacille de la tuberculose, alors qu'il est prouvé, par des recherches nombreuses, que la plupart des agents thérapeutiques que nous pourrions lui opposer, sont sans effet sur lui. Et puis aussi, Messieurs, dès qu'un microbe est introduit dans le sang, et a envahi les tissus par une prolifération abondante, il surgit une difficulté de premier ordre ; les éléments anatomiques sont beaucoup moins résistants que les schizomycètes : ils seraient atteints plus vite que ces derniers, par les agents thérapeutiques un peu concentrés.

Est-ce à dire qu'il faille renoncer à tout espoir d'arrêter le processus microbien, telle n'est pas notre conviction. Comme ils ont des aptitudes colorantes spéciales, les schizomycètes doivent avoir des susceptibilités thérapeutiques propres à chacun d'eux. Nous les ignorons, mais ce n'est pas une raison pour négliger de les chercher. Et je crois que le professeur Bouchard, de Paris, a bien posé la question, lorsqu'il a dit, dans sa communication au Congrès médical de *Copenhague,* que ce sera, non, par des médicaments simples, *mais bien par des combinaisons d'agents thérapeutiques,* dont les proportions, la nature, le nombre seraient expérimentalement fixés pour chaque microbe pathogène, que l'on arrivera à tuer le protoorganisme, sans gêner l'activité fonctionnelle des cellules qui le contiennent.

Nous ne sommes pas bien avancés dans la question : peu de recherches formelles ont encore été faites, peu de déductions logiques sont établies. On a trop souvent essayé d'atteindre le but par les analyses *in vitro* qui, malheureusement dans le cas actuel, ne peuvent rien prouver. L'expérimentation physiologique seule est légitime, et c'est à elle qu'il faut s'adresser.

Je sais bien que plusieurs auteurs, des plus éminents, se croient désarmés devant le bacille de la tuberculose et ne proposent que des moyens thérapeutiques visant le terrain organique. Ils désespèrent d'atteindre le microbe et le laissent se développer en toute liberté. Ces auteurs proposent de s'en tenir à la diététique générale, à l'hygiène d'endurcissement. Ils recommandent l'air, le soleil, etc., etc., et parfois les climats de montagne ou les stations du Midi dont vous trouverez l'énumération et les indications dans le beau livre de M. le professeur Jaccoud, sur le *Traitement de la phtisie*. Les résultats obtenus par cette méthode sont, pour notre temps, les meilleurs possibles. C'est cette thérapeutique que je vous conseille, mais seulement comme un pis-aller; en attendant que des recherches plus nombreuses, des expériences plus heureuses nous aient démontré l'existence de certains agents, que nous n'appellerons pas nécrophytes, mais bien *phytoctones* (φυτον, *germe*, κτονος, *qui tue*). Vous savez en effet que nécrophyte veut dire organisme mort.

Mais, alors même que nous ne connaîtrions pas de germicides bien déterminés, nous pouvons, presque toujours, atteindre indirectement les microbes ou tout au moins atténuer leur action.

Vous savez, Messieurs, que, de la réaction des cellules vivantes et des microbes pathogènes, naissent des produits à noms divers, alcaloïdes septiques, ptomaïnes, dont la résorption constitue, peut-être, le plus grand danger des affections microbiennes. Ce fait se produit surtout dans la fièvre typhoïde, et M. le professeur Ch. Bouchard, dans le travail que j'ai eu déjà l'occasion de vous citer, a fort bien exposé les résultats que l'on pourrait obtenir par une thérapeutique rationnelle, visant surtout les fermentations intestinales, dans le typhus abdominal.

Pour résumer ces quelques notions préliminaires que j'ai essayé de poser, tachons de formuler quelques *desiderata* que les recherches thérapeutiques ultérieures devraient bien remplir : 1° trouver un médicament ou bien une combinaison de médicaments germicides pour un microbe donné ; 2° établir les proportions centésimales entre le poids du malade, exprimé en kilogrammes, et le médicament agissant sur le microbe, tout en restant compatible avec la vie ; 3° enfin, dans les cas où le microbe reste au delà de l'atteinte des moyens thérapeutiques, instituer un traitement qui rende impossible la résorption des ptomaïnes formées. Il ne faut pas, bien entendu, laisser de côté l'organisme et les phénomènes vitaux de la maladie, que vous devrez aussi essayer de diriger. Mais je ne vous en parlerai pas, des voix plus autorisées que la mienne le feront avec toute la compétence nécessaire.

Pour sortir des généralités, commençons, si vous le voulez bien, par dire quelques mots du traitement de la fièvre typhoïde. Comme le microbe de la tuberculose, celui du typhus échappe à notre action, et nous avons ici pour guide un travail digne de servir de modèle dans toutes les recherches de ce genre.

On entend par *équivalent thérapeutique*, dit M. Ch. Bouchard, la quantité de médicament compatible avec la vie, proportion calculée par kilogramme du poids de l'animal en expérience. Un exemple: l'équivalent thérapeuthique de l'acide phénique est 0 g. 05 cent. Cela veut dire que vous pouvez donner à un malade 0, 05 cent. d'acide phénique, multiplié par son poids. Soit en moyenne, 3 grammes.

Il vous est donc très facile, si vous connaissez l'équivalent thérapeutique d'un médicament quelconque, de fixer la dose maxima. Elle sera représentée par E×M, poids de l'animal.

Mais ici une question préjudicielle intervient; c'est la quantité de véhicule à employer. Il est, en effet, très important de connaître la quantité de véhicule nécessaire à une absorption normale. Ceci est d'autant plus certain que quelques médicaments ont une nocuité différente suivant leur degré de dilution. Tel est, par exemple, l'alcool dont la proportion la plus assimilable est 20 parties d'alcool pour 80 parties d'eau distillée. La glycérine, pour être dans les mêmes conditions, exige une dilution de 5o/100.

Il y a toutefois, à ce sujet, une restriction à faire, restriction éminemment regrettable, car la voie intraveineuse, malgré les beaux travaux de M. Oré, ne sera jamais qu'exceptionnellement suivie chez l'homme : c'est que M. Bouchard ait calculé ses coefficients thérapeutiques en employant ce mode d'introduction.

Mais je n'insiste pas. En jetant les yeux sur la nomenclature suivante que j'ai fait écrire au tableau, et qui comprend les chiffres de M. Bouchard, vous pourrez vous faire très rapidement une idée des matières dont je vous parle.

Excipients.

Eau distillée	0 cc. 9.
Alcool.	{ absolu, 0 cc. 6. { dilué à 20/80, 1 cc. 45.
Glycérine	{ solution aqueuse à 50/100 { dose mortelle à 14 cc.

Agents thérapeutiques (1).

Éther.............	0. 06 (par inject. intravein).
Chloroforme.......	{ t. E. — 0. 05 cc. { m. — 0. 06 cc.
Chloral...........	{ t. E. — 0. 10 cc. { m. — 0. 27.
Acide phénique.....	{ t. E. — 0 gr. 05 centigrammes. { m. — 0. 308.
Acide salicylique....	{ E. — 0. gr. 15 — 45. { m. — 8 gr. 46.
Aniline...........	{ E. — 0 gr. 01. { m. — 0 gr. 098.
Fuchsine..........	{ E. — 0 gr. 04. { m. — 0 gr. 088.
Sulfate de quinine....	{ E. — 0 gr. 0,05. { m. — 0 gr. 82.
Résorcine.........	{ E. — 0 gr. 03. { m. — 0 gr. 11.
Kairine...........	{ E. — 0 gr. 08. { m. — 0 gr. 170.
Borate de soude.....	{ E. 0 gr. 09. { m. — 2 gr. 60.
Biiodure de mercure...	{ E. — 0 gr. 0025.
Acide phénique.....	{ > 5 aniline. { < 6 mercure.

Il y a forcément des recherches complémentaires à faire pour fixer le rapport constant entre l'absorption par la voie stomacale, par la voie rectale, par la voie hypodermique. Il serait, cela connu, facile de tirer parti de ces équivalents. Comme vous le voyez, il

---

(1) E. Equivalent thérapeutique ; — m. Dose mortelle.

suffirait, pour avoir la dose maxima, de multiplier E $\times$ M par ce rapport encore indéterminé.

L'acide phénique est cinq fois plus germicide que l'aniline et six fois moins que le mercure; vous avez là une preuve de ce que j'avançais, il n'y a qu'un instant, à savoir que certains agents étaient plus nocifs pour les microbes que d'autres. Aussi en reviens-je à mon idée première, il ne faut pas renoncer à trouver des médicaments spécifiques.

MM. Gosselin et Bergeron, dans les *Archives de Médecine* de 1881, ont publié quelques recherches sur le même sujet; ils ont expérimenté l'acide phénique, l'alcool, le chloral, la teinture d'iode, l'essence de gaultheria, etc. Koch (1), la même année, a publié aussi un long mémoire intitulé: *Ueber Desinfection*. Enfin, nous arrivons au travail de Sternberg : *De la valeur germicide de certaines substances* (2).

Cet auteur a recherché, dans son mémoire, quelle quantité d'agents antiseptiques il fallait employer, soit pour détruire les germes morbides, soit pour en prévenir le développement.

Pour cela, il prépare des solutions titrées de la substance sur laquelle il expérimente. Puis il en introduit une certaine quantité dans des tubes recourbés, fermés à un bout, et dans lesquels il a déjà mis un bouillon contenant le germe spécial.

Ses expériences n'ont porté que sur trois microbes : celui de la septicémie, celui de la blennorrhagie, et celui de l'érisypèle (3).

Il laisse l'agent *antiseptique* (4) en contact avec le

---

(1) Koch. *Mittheilungen aus den Kaiserlichen Gesundheitsamte*, t. I..
(2) *American Journal,* en avril 1883, page 322.
(3) *Bacterium termo*.
(4) Il entend par antiseptique un agent empêchant le développement du microbe.

bouillon pendant trois heures. Puis il introduit une petite quantité du liquide contenu dans le tube en expérience, dans un autre tube rempli d'un bouillon stérilisé par la méthode ordinaire. Une première série d'expériences lui donne les résultats suivants :

Pour tuer les microbes de la blennorrhagie, du pus d'abcès chaud, de la septicémie et de l'érisypèle, il suffit de :

Une solution	de bichlorure de mercure,	au titre de	0,005
—	permanganate de potasse,	—	0,12
—	d'iode dans de l'iod. de pot.	—	0, 2
—	de créosote,	—	0, 5
—	d'acide sulfurique,	—	1
—	d'acide phénique,	—	1
—	d'acide chlorhydrique,	—	2
—	de chlorure de zinc,	—	4
—	d'acide salicylique,	—	10
—	de potasse caustique,	—	12
—	d'acide citrique,	—	20

Il a employé sans résultat :

Des solutions	d'arsénite de potasse,	au titre de	40 %
—	d'hyposulfite de soude,	—	32 %
—	de sulfate de fer,	—	10 %
—	d'iodure de potassium	—	16 %
—	de sulfate de zinc,	—	8 %
—	d'acide borique,	—	4 %
—	de borate de soude,	—	4 %

Il en déduit que le bichlorure de mercure, le permanganate de potasse et l'iode, sont les agents qui doivent être employés de préférence pour détruire les microbes.

Dans une seconde série d'expériences, l'auteur

recherche quelle est la quantité minimum de ces substances qu'il faut employer pour prévenir le développement des microorganismes.

Il fait remarquer au préalable que beaucoup de substances vantées comme antiseptiques puissants, (par exemple, le sulfate de fer, le sulfate de zinc, l'acide borique) n'ont pas réussi même en solutions assez concentrées, à détruire les microbes sur lesquels il a expérimenté.

Ce travail, dont je vous ai donné les points principaux, est assurément très intéressant, mais il le serait encore davantage si l'auteur, au lieu de récipients inertes, avait pris des animaux pour terrain d'expérimentation.

Je ne vous citerai pas les recherches de Bucholtz (1), de Kühn (2), de Haberkorn (3), de Jalan de la Croix (4). Mais je vous prie d'arrêter votre attention sur cette vue féconde qui pourra probablement donner de très utiles résultats : il faut une quantité infiniment plus faible d'une substance pour empêcher le développement d'un microbe, que pour en arrêter la multiplication. Il y a donc un moment, pour les maladies microbiennes, à forme d'abord locale et à généralisation consécutive, où l'on peut empêcher la diffusion des schizomycètes : c'est celui de leur première apparition.

C'est donc la chose la plus importante que de chercher à fixer par la clinique les signes de début des maladies microbiennes de ce groupe, et non d'at-

---

(1) BUCHOLTZ. Antiseptica und bacterien (*Arch. f. exp. Path,* 1875, p. 1 à 41).

(2) KUHN. Ein Beitrag zur Biologie der Bacterien. (*Dorpat,* 1879).

(3) HABERKORN. Das Verhalten von Harn Bacterien gegen einige antiseptica *idem.*

(4) JALAN DE LA CROIX. Das Verhalten der Bacterien des Fleisch-Wassers gegen einige antiseptica (*Arch. f. exp. Path.,* 1875).

tendre que leur diagnostic soit devenu patent, comme cela se produit pour la phthisie, par exemple, quand les bâtonnets arrivent dans les crachats. Alors le mal est fait, les bacilles se sont certainement fixés partout où ils ont trouvé un milieu favorable, et ce serait folie que de penser pouvoir les atteindre, eux dont la résistance est incomparablement plus forte que celle de n'importe quel élément anatomique. Comment espérer, par exemple, arrêter le bacille de Koch, que plusieurs mois d'exposition à l'air, au milieu de tissus en décomposition, n'affaiblissent pas? Mais je m'arrête, car j'aurai bien souvent l'occasion de revenir dans ces entretiens sur cette question.

Cependant, s'il est difficile et souvent impossible d'agir sur le microbe adulte et de modifier ses réactions pathologiques, il est souvent facile, à certaines périodes de son existence, de changer ses propriétés morbigènes et de mettre l'organisme à l'abri de ses attaques.

Le but peut être atteint par des contagions expérimentales ou vaccinations, dont un certain nombre nous sont connues : vaccination pour la variole, vaccination pour le charbon, vaccination pour la péripneumonie, etc.

L'atténuation des virus se fait par différents moyens, soit en exposant les germes à une température dont la limite utile est fixée expérimentalement, soit en les faisant passer dans différents organismes intermédiaires, soit en variant le lieu d'inoculation, etc. Ainsi, il est remarquable de voir que l'on peut introduire directement dans une veine une dose pour ainsi dire massive de virus charbonneux sans produire d'accident, alors que l'injection d'une quantité infinitésimale du même germe dans le tissu cellullaire amènerait promptement la mort.

Il serait donc de la première importance de déterminer les conditions de vaccination pour les divers microbes pathogènes. Il est inutile, en effet, de penser à soustraire l'organisme au contact des schizomycètes. La vie est exposée à tant de variations, qu'on ne sait jamais si on n'est pas sur le point de se trouver en opportunité morbide ; aussi, ce qu'il faut chercher avant tout, c'est de réaliser, pour les maladies dominantes, toutes microbiennes au reste, ce que Jenner a si bien fait pour la vaccine.

SIXIÈME LEÇON

EXPOSÉ GÉNÉRAL

DES MALADIES INFECTIEUSES

Messieurs,

Dans notre premier entretien, je vous ai dit, mais sans m'arrêter à cette question, que Weichselbaum (1) divisait les maladies infectieuses en trois grandes classes : les maladies à mucédinées, les maladies à schizomycètes, et enfin les maladies sans protoorganismes démontrés, mais probables. Cette classification, bonne dans son ensemble, exige pour être complète quelques subdivisions, surtout pour les maladies à schizomycètes, les plus nombreuses du groupe incontestablement. Mais comment procéder pour arriver à ce résultat ? Sur quel critérium devrons-nous nous baser ? C'est ce que nous allons voir tout d'abord. Nous essayerons ensuite de fixer, dans ses grandes lignes, la classification des affections soumises à notre étude. Enfin, prenant dans chacun des genres que nous établirons, un type approprié,

---

(1) Weichselbaum. *Loc. cit.*

nous nous y arrêterons ensemble quelques instants, avant d'entreprendre, dans la suite de ces conférences, l'étude intégrale et successive des maladies microbiennes.

Il est impossible pour nous, médecins, de nous arrêter à un critérium botanique. Alors même que les caractères morphologiques des microbes seraient assez bien établis, pour permettre une différenciation nette et définitive, que nous importe, à nous, la forme même de ces protoorganismes? Ce que nous avons intérêt à savoir, c'est la réaction morbide des schizomycètes, si je puis m'exprimer ainsi. Or rien, dans la forme même de ces éléments, ne fait prévoir quelle sera leur action. Voyez le bacille de la tuberculose et le schizomycète de la pneumonie. Comparez, si vous le voulez, le microbe de Hansen (2) et celui décrit par Eberth (3) dans la fièvre typhoïde. Voilà quatre protoorganismes de formes très rapprochées les unes des autres. Tous sont essentiellement des bâtonnets plus longs que larges, différenciés, il est vrai, par leurs aptitudes colorantes, mais, à ne considérer que leur aspect, ils semblent appartenir, et ils appartiennent, en effet, à la même famille botanique.

Et cependant, combien leur action sur les tissus est différente, et les maladies qu'ils engendrent, éloignées les unes des autres! Le bacille de Koch imprime aux tissus qu'il pénètre une transformation régressive tout à fait particulière, l'arrêt des échanges nutritifs, la caséification, pour employer les termes consacrés; le schizomycète de la pneumonie au contraire, qui, cependant, par la forme, est bien rapproché du microbe de Koch, produit une coagulation extrême-

---

(1) Hansen. Du bacille de la lèpre, *Arch. de Phys.*, 1880.
(2) Eberth. (*Wolkmann's Sammlung*) Klinische Vorträge.

ment énergique de la substance fibrinogène, une prolifération cellulaire active, une diapédèse considérable des globules blancs et rouges. Mais, *particularité remarquable*, ces désordres peuvent se réparer et la *restitutio ad integrum* est la règle, si la mort n'est pas arrivée par suppression de l'hématose ou une des complications que nous énumérerons quand nous parlerons de cette affection.

Je ne ferai pas la comparaison entre le bacille de Hansen et celui de Eberth. Vous savez combien la lépre est différente de la fièvre thyphoïde.

Ajoutons qu'un coccus donne la blennorrhagie; et un coccus donne la diphtérie !

Aussi, ayant à parler maladies, donnerons-nous le pas aux réactions morbides des schizomycètes, sur leurs morphologie et tous leurs autres caractères, et grouperons-nous d'après leur évolution, les processus pathologiques dans lesquels nous les trouverons.

Certains schizomycètes ne se généralisent que lentement et en suivant des voies dont la plupart nous sont connues. Ainsi, le bacille de Koch, dont nous ignorons le mode d'introduction, se localise d'abord dans un point quelconque, peau, muqueuses, ganglions, poumon, etc. Il ne diffuse que plus tard dans l'organisme; il s'y répand par le torrent circulatoire, après effraction vasculaire, comme l'ont bien vu et décrit à peu près en même temps, le professeur Cornil (1), en France, et Weigert (2), en Allemagne.

Ainsi se comporte le coccus de la diphtérie dans l'immense majorité des cas, pour ne pas dire toujours ; de la même façon aussi procède la bactéridie

---

(1) Cornil. Séance de l'Académie de médecine du 24 avril 1884.
— *Journal des connaissances méd.*, 25 avril 1883.
(2) Weigert. *Wiener méd. Press.*, 1883.

charbonneuse. Sans pousser l'énumération plus loin, ne pouvons-nous pas créer un premier groupe : *maladies locales au début, générales consécutivement,* que la généralisation se fasse par les vaisseaux comme dans la tuberculose, ou par continuité de tissus comme dans la diphtérie.

D'autres parasites, à l'inverse des précédents, ne se localisent que secondairement : tel, par exemple, le microorganisme de la syphilis, tel aussi le schizomycète de la pneumonie. Pour la syphilis, le fait est hors de doute et aucune espèce de preuve ne manque. On sait que la durée d'incubation de la maladie est fort longue, que l'excision du chancre spécifique, même à son début, n'a jamais arrêté l'évolution ultérieure de l'affection. Pour la pneumonie, les faits sont moins bien établis, mais j'espère arriver à les démontrer quand nous traiterons de cette maladie. Quoi qu'il en soit, la syphilis nous servira de type pour un deuxième groupe de maladies à schizomycètes, les *maladies générales* d'abord, à *localisation microbienne secondaire.*

Quelques schizomycètes ne se généralisent que rarement. Dans les maladies qu'ils donnent, on peut, il est vrai, observer des métastases, mais c'est l'exception; témoin le gonococcus de Neisser. Nous avons là un troisième type : les *maladies locales* où la généralisation ne s'observe jamais, et où les métastases mêmes sont l'exception.

Enfin, d'autres microbes, les uns bien étudiés, les autres encore imparfaitement connus, produisent des maladies où les symptômes généraux sont la note dominante. Les symptômes locaux sont ou purement des accidents, ou les effets de l'élimination des agents morbigènes. Dans ce groupe des *maladies qui sont et restent générales,* nous rangerons toutes les fièvres éruptives, les fièvres palustres, la fièvre jaune, etc., etc.

Mais il nous sera beaucoup plus facile de nous faire une idée de ces différents groupes d'affections en décrivant brièvement, dans chacun, la maladie la plus caractéristique. Nous laisserons de côté, dans cet abrégé, la tuberculose et la pneumonie, que je me propose de vous exposer en détail dans ce semestre. Ce sont deux affections que vous avez constamment sous les yeux et dont vous pouvez étudier à fond la symptomatologie. Vous les connaîtrez ainsi complètement, si, à ce que vous apprenez dans les cliniques, nous joignons, ici, tout ce que l'on a dit sur leurs microbes.

En conséquence, nous allons rapidement résumer ce qui a rapport aux schizomycètes de la syphilis, de la blennorrhagie et de la fièvre typhoïde, types des 2e, 3e et 4e groupes.

Appliquons, pour chaque maladie, la méthode sur laquelle j'aurai bien souvent l'occasion de revenir dans le cours de ces conférences, et dont il ne faut jamais se départir, si l'on veut obtenir des résultats complets et toujours identiques à eux-mêmes.

Je reviendrai plus longuement, en d'autres endroits, sur ce point de doctrine, mais je ne puis cependant passer outre sans vous dire qu'il est indispensable qu'une maladie, pour être réputée microbienne, remplisse les conditions suivantes :

1º Que dans tous les cas, on observe un protoorganisme dans les tissus ;

2º Que le microbe puisse se cultiver ;

3º Que, pris soit dans les liquides organiques où il se rencontre, soit dans les liquides de culture, ce protoorganisme reproduise la maladie ;

4° Que ces inoculations puissent être continuées en série indéterminée.

Ceci établi, commençons par la syphilis :

Quels sont, pour cette maladie, les points acquis et ceux encore en litige ?

Cullerier, déjà, était porté à attribuer le processus syphilitique au développement dans l'organisme d'un parasite microscopique. Donné (1), beaucoup moins affirmatif, admet que les champignons, rencontrés dans les lésions syphilitiques, sont des épiphénomènes. Cornil (2), en 1878, paraît se rapprocher de l'opinion de Cullerier, mais à peu près uniquement pour des raisons cliniques.

Il nous faut arriver à Hallier (3), pour trouver franchement exprimée et appuyée sur des preuves que l'auteur admet comme décisives, l'idée que la syphilis est une maladie produite par un micrococcus qui pénétrerait dans les globules rouges et arriverait à les fragmenter après avoir produit des vacuoles dans leur intérieur. Lostorfer (4), en 1872, décrit des éléments qu'il croit spécifiques, et qui pendant longtemps ont été appelés en Allemagne *corpuscules de Lostorfer* (Lostorfer'sche Körperchen). Mais je ne m'y appesantirai pas, les recherches concordantes de Vaida (5) et Biesiadecki (6) ayant prouvé qu'ils n'avaient rien de microbien, et étaient simplement des éléments anatomiques transformés.

(1) Donné. Recherches microscopiques sur la nature des mucus et la matière des divers écoulements des organes gén. urin., 1837.

(2) Cornil. Leçons de Lourcine, 1878.

(3) Hallier. Die Parasiten der Infectionskrankheiten *(Zeit. für Parasitenheilkunde)*, 1869, t. I, p. 180.

(4) Lostorfer. Ueber die specificische Untercheidbarkheit des Blutes syphilitischen *(Arch. f. Derm. und syph.*, 1872).

(5) Vaida. Lostorfer'sche syphiliskoerperchen *(Wiener med Wochens).*

(6) Biesiadecki. Sur les corpuscules de Lostorfer *(Ibidem).*

Enfin, en 1878, paraît le mémoire de Klebs (1), travail faisant époque pour la question dont nous nous occupons, et qui, pour la constatation des microbes, fixe les points suivants, restés depuis incontestés : « Les néoformations de la syphilis humaine présentent des protoorganismes pathognomoniques, micrococcus et bâtonnets, qui, dans les cultures, se changent en hélicomonades ». Bermann (2), Aufrecht (3), Obraszow (4), Birch-Hirschfeld (5), Peschel (6), arrivent, de 1878 à 1882, à des résultats à peu près identiques à ceux donnés par Klebs.

Pour certains auteurs, la description des schizomycètes syphilitiques diffère un peu de la précédente. Cutter (7) aurait vu des mycéliums dans les lésions syphilitiques, et Morison (8) aurait toujours rencontré des bactéries. Mais en somme, les divergences sont peu considérables, et l'on peut accepter le syphilicoccus de Klebs comme démontré.

Ce protoorganisme est parfaitement cultivable. Klebs, Martineau (9), de Tornéry et Marcus (10),

---

(1) Klebs. Das Contagium der Syphilis (*Archiv. f. exper. Path.*, 25 février 79, t. X, p. 162 à 221).
Idem. Ueber Syphilis Impfung bei Thieren (*Prager méd. Woch.*, n° 41, 1878).
(2) Bermann. The Fungus of syphilis (*Archives of Medicin*, t. IV., New-York, 1880, p. 262 à 269).
(3) Aufrecht. Ueber den Befund von Syphilis Mikrokokken (*Centrabl. f. med. Vissensch.*, 26 mars 1881, p. 227).
(4) Obraszow. Veränderung der Lymphdrüsen beim weichen und harten Schanker (*Pétersb. Wochenschr.*, 1881).
(5) Birch-Hirschfeld. Backtérien in syphilit. Neubildungen (*Centrabl. f. med. Wissensch.*, 1881, p. 44).
(6) Peschel. Die Bacillen der syphilis (*Centrabl. f. Angenheilkunde*, 1882, p. 313).
(7) Cutter. *Chicago Médic. Journal*, 1878.
(8) Morison. Ueber das Vorkommen von Bacterien bei syphilis (*Wiener med. Wochenschrift*, 1883, n° 13).
(9) Martineau. *Bulletin de l'Acad. de Méd.*, 1882.
(10) De Tornery et Marcus. Recherches sur le microbe de la syphilis, *Soc. de Biologie*, 1884.

pour nous borner à quelques citations, l'ont cultivé avec succès. Mais où commencent les divergences, c'est aux inoculations. Klebs a cru inoculer la syphilis à deux singes, comme plus tard Martineau et Hammonic (1) à un porc.

Il n'y a de démontré actuellement dans la science qu'un seul cas, c'est celui du singe de Martineau. Cet animal a eu un chancre spécifique, des accidents cutanés secondaires (2), et même quelques symptômes nerveux.

Mais, ici, la question vient se compliquer de résultats tout à fait singuliers. Letnick (3), Petrone (4), obtiennent la pullulation, dans le sang, du syphilicoccus, mais sans syphilis. Köbner (5), Neumann (6), Horand et Cornevin (7), Seweke n'obtiennent que des résultats négatifs, et Leistikow (8) arrive, dans ses recherches histologiques, à des conclusions négatives aussi.

On ne peut, croyons-nous, attribuer ces insuccès expérimentaux, opposés aux succès constants des recherches histologiques, qu'à l'impossibilité de trouver (hors le singe qui se rapproche de l'espèce humaine) un animal capable de contracter la syphilis.

Il est cependant une maladie de la race chevaline qui par sa symptomatologie, sa contagiosité, son épidémicité se rapproche de la syphilis, je veux parler de la

---

(1) HAMMONIC. V. Martineau, Soc. méd. des Hôpitaux, 83.
(2) — Loc. cit.
(3) LETNICK. Zur Frage der Syphilis Impfung, etc. (Wiener méd. Wochenschrift, 1883).
(4) PETRONE. Sulla trasmissione della sifilide agli animali (Gaz. med. Ital. Lomb., 1884, p. 315).
(5) KÖBNER. Zur Frage der Uebertragbarkheit, der Syphilis auf Thiere (Wien. med. Wochenschrift, 1883).
(6) NEUMANN. Ibidem.
(7) HORAND ET CORNEVIN, (Annales de Dermat. et de Syphilogr., 1884.)
(8) LEISTIKOW. Charite's Annalen (Zu Berlin), 1882, p. 250.

dourine ou *mal du coït*. Il serait intéressant de voir les résultats que donneraient des recherches microbiennes dans cette affection, mais nous ne pouvons formuler encore qu'un desideratum : il n'existe, à notre connaissance, aucun travail sur ce point.

Malgré tout, vous voyez, après ce que je viens de vous dire, que l'existence d'un microbe cultivable, et très probablement inoculable, est incontestablement prouvée pour la syphilis, et il est au-dessus de toute discussion, depuis bien longtemps déjà, que les manifestations locales de la syphilis ne se produisent que lorsque l'infection générale est déjà un fait accompli.

Combien différente est la blennorrhagie, pourtant produite par un coccus à peu près identique à celui de la syphilis?

Suivons le même ordre d'études que pour la précédente maladie.

L'accord semble être définitif, sur la présence, la culture et la signification pathologique du protoorganisme que l'on décrit sous le nom de *gonococcus* depuis que Neisser, dans son Mémoire de 1879, lui a donné cette appellation. Avant les recherches de cet auteur, Donné (1), Jousseaume (2), Salisbury (3), avaient décrit dans le pus de la blennorrhagie, des organismes inférieurs qui, très probablement, n'étaient que des végétaux venus par accident dans des milieux propices à leur développement. Hallier seul, en 1869, avait vu des micrococcus bien semblables à ceux de Neisser, si ce ne sont les mêmes. Toutefois, Neisser est le premier à avoir fait des recherches concluantes.

(1) *Loc. cit.*
(2) Jousseaume. *Th.* de Paris, 1852.
(3) Salisbury. Des Parasites, 1875.

Par un procédé de fixation et de coloration semblable à celui que je vous ai déjà conseillé pour un certain nombre de schizomycètes, Neisser desséchait, puis colorait au violet de méthyle. Il trouva constamment autour des globules blancs et dans leur intérieur des coccus spériques, depuis revus par Eschbaum, qui a employé le violet de gentiane, par Wélander, Pétrone, Weiss, Bockardt et Wolf, etc., en un mot, par tous ceux qui les ont cherchés.

Neisser, Leistikow, Krause, Löffler ont pu les cultiver sur de la gélatine ou autres milieux semi-solides. Mais les inoculations des cultures n'ont pas réussi encore d'une façon générale et péremptoire.

Seuls, Bockay et Bockardt (1) ont obtenu des résultats positifs. Bokay a pu inoculer la blennorrhagie à un paralytique général, en lui injectant dans l'urèthre le produit d'une quatrième culture de gonococcus. Dans ce cas éminemment probant, on a retrouvé les microbes dans les lymphatiques thrombosés du canal. Ils étaient arrivés jusque dans le rein; fait qui nous donne la raison des pyélo-néphrites d'origine blennorrhagique. Des étudiants inoculés ont présenté quatre cas concluants sur six expériences.

Il n'y a que peu de chose à dire des complications articulaires ou autres de la blennorrhagie. Dans les cas d'arthrites survenues dans le cours et sous l'influence de cette affection, dans la conjonctivite de même origine, Bockardt et Wolf ont vu les gonococcus de Neisser dans les tissus malades. Remarquons cependant que loin de *diffuser* comme le coccus de la syphilis, le microbe de Neisser ne se propage guère que par continuité de tissus ou par contagion directe sur le malade lui-même. En dehors

---

(1) BOCKAY ET BOCKHARDT. Congrès de Copenhague, 1884.

de ces complications, nous n'avons à mentionner que les arthrites dont le mécanisme nous est absolument inconnu.

Il nous resterait à parler des maladies qui sont générales dans toute la durée de leur évolution. La connaissance des organismes microscopiques qui les causent est loin d'être parfaite, la description même des schizomycètes observés varie avec les auteurs, de sorte que je ne puis vous donner dans le peu d'instants qui nous restent une idée claire sur ces affections trop incomplètement connues (1).

(1) GAFFKY. Mittheilungen aus dem Kaiserlichen Gesundheilsamte, t. II. 1883-1884, p. 372.
Une citation de Gaffky nous fera comprendre, sans autres explications, où en sont nos connaissances pour la fièvre typhoïde :
« Les bacilles de la fièvre typhoïde n'ont pu être cultivés par Gaffky qu'avec beaucoup de difficulté. Il prenait la rate ou un autre organe, l'enlevait du cadavre le plus tôt possible, la lavait extérieurement avec du sublimé corrosif; puis la coupait en tranches avec des scalpels préalablement chauffés. Puis, il râclait la surface de section avec une aiguille chauffée; le produit du râclage était déposé sur de la gélatine recouverte d'extrait de viande et de peptone. Sur ce terrain, les bacilles se développaient sous forme de colonies arrondies de couleur brunâtre, sans liquéfier la gélatine. Mis sur une tranche de pommes de terre coupée, ils y formaient une couche mince, invisible à l'œil nu, et qui s'étendait rapidement. Ce mode de croissance sur des tranches de pommes de terre serait, d'après lui, tout à fait caractéristique du bacille de la fièvre typhoïde. Ces colonies pouvaient aussi être cultivées dans du sérum ou du bouillon et se multipliaient avec beaucoup moins de rapidité dans des décoctions végétales. Ces observations démontrent que ces bacilles se développent suivant différents modes dans l'organisme vivant. Examinés dans une goutte de liquide, ils avaient des mouvements très vifs, se déplaçaient rapidement vers le bord de la goutte où ils se ramassaient en groupes. Cultivés à une température entre 30 et 42°, ils donnaient naissance à des spores, une pour chaque bâtonnet. Gaffky a essayé, au moyen de cultures de ces microbes, des inoculations sur de nombreux animaux, notamment des singes. Les expériences ne lui ont pas donné de résultats, qu'il procédât par injections sous-cutanées, ou au moyen d'aliments. Il est certain en effet que nul animal ne peut prendre spontanément la maladie, de sorte que, pour le moment, il est impossible de démontrer par des expériences sur les animaux, les propriétés pathogéniques de cette bactérie.
« Mais Gaffki se croit autorisé par la présence de ces bacilles dans

Cependant, même dans ces maladies générales, il y a des lésions constantes qui modifient le tableau clinique et obligent le médecin à les placer quelquefois au premier plan : telles sont les lésions intestinales de la fièvre typhoïde.

Voilà, par excellence, une maladie *totius substantiæ*, et cependant les décharges bactériennes intestinales doivent entrer en sérieuse ligne de compte, comme l'a fort bien démontré M. Ch. Bouchard. C'est que, de ce fait, des produits toxiques se forment dans l'intestin et augmentent la gravité de la maladie par de la toxémie. Je n'ai qu'à rappeler les effets du traitement par le charbon, la glycérine et l'iodoforme pour vous donner une idée de l'importance, comme facteurs morbides, des décompositions organiques.

Un fait analogue au précédent se voit dans les fièvres éruptives, où, souvent, la mort n'arrive pas par l'influence propre de la maladie, mais par les conditions toutes spéciales que les décharges bactériennes créent pour l'organisme. Je n'ai qu'à vous citer la néphrite scarlatineuse, la broncho-pneumonie rubéolique.

Nous en avons fini, Messieurs, avec ces quelques notions préliminaires. Assurément dans les matières dont nous nous sommes entretenus aujourd'hui, il y a beaucoup d'inconnu, mais la classification que je vous propose n'a qu'un but, c'est de simplifier l'étude que nous allons faire des maladies infectieuses et de

---

les intestins et les organes d'individus atteints de fièvre typhoïde pendant la période d'augment de la maladie, et leur absence dans tout autre processus pathologique, à croire qu'ils ont très probablement une relation de cause à effet avec cette maladie. »
(Voir thèse de *Artaud*, Paris, 1885.)

nous permettre de coordonner les connaissances que nous acquerrons chemin faisant sur chacune d'elles. Je m'estimerai très heureux si j'ai pu vous faire partager ma conviction : ce n'est pas le microbe qu'il faut considérer, ce sont ses réactions fonctionnelles qu'il faut étudier.

En appliquant ce principe, nous éviterons de périlleuses exagérations ; nous tiendrons compte des points non élucidés, et nous garderons intacte la conception clinique de la maladie. Il faut maintenant, moins que jamais, croire que le laboratoire seul peut nous faire connaître un processus morbide. Il faut avoir la franchise d'avouer que, si la pathologie, sans la science nouvelle, risque de tourner sans cesse dans le labyrinthe déjà parcouru, sans la clinique, la microbiologie ne serait ni utile, ni rationnelle.

SEPTIÈME LEÇON

NOTIONS GÉNÉRALES
Sur le Bacille de la Tuberculose

Messieurs,

« Les races latines, a dit Michelet, doivent mourir de tuberculose. » Certes, nous n'avons pas seuls ce triste privilège, et toutes les races humaines paient, depuis trois mille ans, un dur tribut à cette redoutable affection. Et si quelques-uns des peuples de l'Amérique en avaient été exempts jusqu'à notre époque, les ravages que fait actuellement chez eux la phthisie compensent amplement le retard qu'elle a mis dans son apparition.

Si j'avais à vous faire de l'épidémiologie pure, je n'aurais que l'embarras du choix pour vous citer des statistiques d'une mortelle éloquence, et qui, chose rare, sont toutes concordantes. Mais, je n'ai ici qu'à vous démontrer la nature parasitaire de la phthisie; aussi, me contenterai-je, passant sous silence tous les travaux antérieurs, que nous reverrons du reste à d'autres occasions, de vous mettre en main les documents, d'essayer de guider vos appréciations et, en somme, de m'en rapporter à vous pour les conclusions.

Il est actuellement incontestable qu'en décrivant la morphologie, les aptitudes spéciales de coloration du microbe qui porte son nom, Koch (1) a rendu à la science un inoubliable service. Sa découverte n'a pas tenu tout ce qu'elle semblait avoir promis, et je serai obligé, me séparant ainsi de certains de nos compatriotes, dont l'enthousiasme précoce a nui aux progrès de la science nouvelle ; je serai obligé, dis-je, de formuler de nombreuses réserves sur le bacille de Koch.

Quoiqu'il en soit de ces réserves et de ces critiques qui viendront en leur temps, je vais, dans cet entretien, essayer de vous démontrer comment nous devons actuellement comprendre la tuberculose. Si nous pouvions considérer le bacille comme un élément caractéristique, notre tâche serait singulièrement facilitée. Mais il n'en est pas ainsi, et je suis obligé de faire entrer, dans la définition que je vais vous donner de ce processus, plusieurs éléments dont la réunion est pathognomonique ; mais qui, pris séparément, si j'en excepte l'inoculabilité en série, n'ont rien de caractéristique. La présence du bacille est décisive ; son absence ne permet de rien préjuger.

Nous définirons la tuberculose : *une maladie d'abord locale, à généralisation presque toujours fatale, caractérisée anatomiquement par la dégénérescence cireuse nécrobiotique des tissus dans lesquels on peut trouver ou non le bacille de Koch, — et, physiologique-*

---

(1) Koch. *Dic. Aethologie der Tub.* 1882.

ment, par *l'inoculabilité en série du principe virulent contenu dans les éléments anatomiques touchés par elle.* C'est par suite une maladie *virulente et contagieuse.*

Je vous ai dit que la tuberculose était une maladie locale d'abord, générale ensuite. Je me réserve plus tard d'établir cette proposition.

Quand la tuberculose apparaît, elle débute en général par le poumon ; mais ce n'est pas la seule porte d'entrée, le virus pouvant s'introduire par un point quelconque de l'économie. On devient tout aussi facilement phthisique après avoir été tuberculeux des ganglions, qu'après avoir été tuberculeux du poumon. L'expression de la vérité en ce point serait la phrase fameuse de Niemeyer (1) renversée : le plus grand malheur qui puisse arriver à un tuberculeux, c'est de devenir phthisique.

La voie de cette généralisation, — c'est là un point maintenant démontré, — est le système vasculaire et surtout les capillaires sanguins. Mais quel est l'élément spécifique qui, charrié par le torrent circulatoire, produit cette généralisation ? Il est à peu près prouvé que c'est le bacille de Koch. Avant donc d'aller plus loin, je vais vous en donner la description.

Le bacille de Koch, préparé et coloré par l'une des méthodes que je vous ai décrites dans mes leçons précédentes (2), surtout celle d'Ehrlich qui est caractéristique, se présente sous la forme d'un petit bâtonnet dont la longueur est évaluée, par Cornil (3), à 3 ou 4 µ et la largeur à 0,3, ou 0,5 µ. Moins rigide et moins long que celui de la lèpre, dont il se dis-

---
(1) Niemeyer, *Traité de Pathologie int.*, 2ᵉ édition.
(2) 3ᵉ Leçon, pages 39 à 41.
(3) Cornil et Babés. *Journal anat. de Robin*, 1883, p. 456-480.

tingue du reste par bien d'autres caractères (1), il est susceptible de se couder à l'une de ses extrémités et ressemble assez bien à un V majuscule. Il peut encore, mais le fait est beaucoup plus rare, se contourner en forme d'S, ce qui prouve sa flexibilité. A l'état adulte, il est en général homogène et très réfringent.

Dans les préparations, l'œil ne trouve le plus souvent dans le champ du microscope qu'un très petit nombre de bacilles, quatre ou cinq environ. Aussi pour les voir nettement, est-il nécessaire d'employer un fort grossissement et d'avoir un éclairage parfait. On obtient l'un et l'autre en se servant de l'objectif 10 à immersion de Verick et du condensateur d'Abbé.

On aperçoit alors parfois, au centre du bâtonnet un point brillant qui provoque en cet endroit un léger renflement ; d'autres fois encore il y en a deux, trois et même jusqu'à dix, uniformément répartis sur toute la longueur du bâtonnet, qui alors, se trouve composé d'une ligne de grains parallèles, disposition signalée sur la paroi des cavernes et dans les tissus où le mal marche avec rapidité (2).

Le bacille de Koch se colore bien par les couleurs d'aniline et se différencie encore par ce caractère de la bactérie de la lèpre qui se colore par la fuchsine, et de celle de la pneumonie, qui du reste n'a pas de coloration élective ; enfin, c'est le seul schizomycète que ne décolore pas l'acide nitrique.

Les bacilles de la tuberculose sont extrêmement résistants. Je n'ai, pour vous le prouver, qu'à vous rappeler l'expérience de Cornil : l'éminent professeur fit dessécher des crachats tuberculeux dans une éprouvette, puis les y laissa deux mois. Au bout de ce

(1) Babès. *Archives de physiologie*, 1er juillet 1883.
(2) Cornil et Babès. *Loc. cit.*

temps, il les délaya avec de l'eau stérilisée, les inocula à des lapins et reproduisit la tuberculose.

Etendez des crachats de dix fois, vingt fois leur volume d'eau, laissez cette dissolution dans un coin de votre laboratoire, attendez six mois, un an : le liquide est aussi virulent que le premier jour; inoculé, il vous donnera des résultats positifs.

Enfin, le bacille de Koch est plus sensible à la chaleur que la plupart de ses congénères : soixante-cinq degrés (1) suffisent pour débarasser une culture de ces schizomycètes.

Cependant, nous devons rappeler les expériences de Toussaint, dont nous parlerons plus en détail, lorsque nous traiterons de l'inoculabilité de la tuberculose. Toussaint a pu obtenir des inoculations positives avec du suc de viande grillée, dont la température avait atteint 52° au centre. Ce même auteur avait décrit dans ces tissus tuberculeux, des coccus qu'il avait cultivés et dont les cultures reproduisaient l'affection première. Ziegler (2), Klebs (3), Schüller (4), avaient, dans différents mémoires, exprimé les mêmes idées. Schüller prétendait même être arrivé à pouvoir guérir à son gré la phtisie, par des inhalations de benzoate de soude. Reinstadler (5) admet des idées analogues. Mais les recherches ultérieures, n'avaient pas permis de contrôler les assertions de ces observateurs, et tout était remis en question quand parut le mémoire de Koch, dont nous allons ensemble résumer les points principaux. Les conclusions du professeur allemand ont été, depuis qu'il les a énon-

(1) Koch. Berl. Klin. Woch., 1882.
(2) Ziegler. Handbuch, f. path. anat., 1884.
(3) Klebs. Path. Mittheil, 1881.
(4) Aufrecht. Ibid, 1883.
(5) Reinstadler. Path. Mittheil, 1883.

cées, si souvent confirmées, que nous pouvons les regarder comme absolument démontrées.

Mais avant de vous donner le détail de ses expériences, il est de toute justice de signaler le travail de Baumgarten (1), qui, presque en même temps, publia dans le *Centralblatt* les résultats identiques de recherches faites sur la tuberculose.

Klebs (2) avait vu et décrit depuis 1875, dans les détritus tuberculeux, un microorganisme qu'il avait appelé *monas tuberculosum*. Quant à Schüller (3), que Koch cite dans son mémoire, il disait avoir trouvé, toujours dans les lésions scrofuleuses des os et des articulations, des colonies de microcoques, dont il ne cherche ni à préciser la nature, ni à comprendre le rôle étiologique.

Aufrecht (4), en 1881, va plus loin encore. Il constate, à trois reprises différentes, dans le poumon de lapins inoculés de produits tuberculeux, la présence de micrococcus et de bâtonnets deux fois plus longs que larges. Mais il ne se préoccupe pas de savoir s'il existe entre ces schizomycètes et la tuberculose des lapins inoculés une relation de cause à effet.

Quant à Baumgarten, il a, ainsi que je vous l'ai déjà dit, fait, presque en même temps que Koch, les mêmes découvertes, et quelques semaines séparent à peine la publication du travail du premier de celui du second.

Mais revenons au mémoire de Koch.

Tout d'abord, il définit les caractères du schizomycète qu'il a découvert, et indique rapidement la techni-

---

(1) BAUMGARTEN. *Loc. citato.*
(2) SCHULLER. *Id.*
(3) KLEBS. *Id.*
(4) AUFRECHT. *Id.*

que propre à sa préparation. — Je vous ai donné, sur les procédés de coloration élective du bacille, des notions suffisantes pour n'y pas revenir; je vous rappellerai seulement son extrême sensibilité aux couleurs d'aniline et le caractère qu'il ne partage jusqu'à présent avec aucun autre protoorganisme : celui de ne pas se décolorer par l'acide nitrique.

Le professeur Koch a fait des cultures avec des détritus quelconques de lésions tuberculeuses. Pour cela, il s'est servi de sérum solidifié qu'il a placé dans une étuve à 36° ou 38°. Il fait remarquer que pour réussir les cultures, la température ne doit pas descendre au-dessous de 20° ni dépasser 40° ou 41°.

Au bout de la deuxième semaine, les bacilles commencent à s'agglomérer en colonies, et il faut encore attendre au moins huit jours avant de pouvoir en recueillir une couche un peu épaisse avec un fil de platine. La prolifération est donc, comme vous le voyez, très lente, et ce n'est guère qu'au bout de ce temps-là qu'on peut ensemencer des *milieux neufs* et commencer une seconde culture.

Koch s'est servi de ces cultures pour faire des inoculations. Ces expériences, entreprises et réalisées dans les meilleures conditions de succès et avec toutes les précautions désirables, sont très concluantes, et je ne puis mieux faire que de vous les citer *in extenso*.

Le tissu cellulaire de la peau de l'abdomen, la chambre antérieure de l'œil, le sang par la voie veineuse, et, enfin, le péritoine, ont été tour à tour choisis pour voies d'inoculations.

Voici quels en ont été les résultats :

Dans une première série d'expériences, on injecte, dans le tissu cellulaire sous-cutané de cobayes, le produit de la quatrième culture de bacilles provenant du poumon d'un homme mort de tuberculose miliaire aiguë.

Sur six animaux employés, quatre sont inoculés, deux restent comme animaux témoins. Quatorze jours après, le cobaye numéro 1 présente des ganglions nombreux; il est sacrifié au bout de trente-deux jours et est trouvé tuberculeux; les numéros 2, 3 et 4, tués au trente-cinquième jour, présentent les mêmes lésions; seuls les numéros 5 et 6, les animaux-témoins, sont trouvés absolument indemnes.

La deuxième série comprend huit cobayes, sur lesquels six sont inoculés de la même manière que les précédents, et deux sont gardés comme témoins. Le liquide injecté dans le tissu cellulaire est le produit d'une huitième culture de tuberculose pulmonaire du singe. Au trente-deuxième jour, les huit cobayes sont sacrifiés; les six premiers sont devenus tuberculeux, les deux autres sont sains.

La troisième série d'expériences faites avec une sixième culture de tubercules de la pommelière de la vache, donne cinq succès sur cinq cobayes inoculés; le sixième, resté comme animal témoin, est trouvé sans lésions.

Enfin, la quatrième série comprenant des inoculations faites par la voie sous-cutanée sur des souris, des rats, des grenouilles, etc., donnent autant de succès que d'inoculations. Quatre rats sont tués au cinquante-troisième jour et présentent les lésions ordinaires de la tuberculose.

En résumé, la voie sous-cutanée a donné autant de succès que d'animaux employés; les animaux témoins sont seuls restés indemnes.

Les expériences des quatre séries suivantes ont été faites par le procédé cher aux Allemands; c'est-à-dire qu'elles ont consisté dans des inoculations pratiquées dans la chambre antérieure de l'œil. Quatorze lapins ont été utilisés et ont fourni des résultats positifs dont voici le détail par séries.

Trois lapins sont inoculés par le moyen indiqué avec une culture au quatre-vingt-dix-neuvième jour de tuberculose pulmonaire de l'homme. Sacrifiés après vingt-cinq jours ils sont trouvés tuberculeux; c'est la cinquième série des expériences.

Pour la sixième série, trois autres lapins sont expérimentés : deux subissent l'action du produit tuberculeux; le troisième reste comme animal-témoin. L'inoculation est faite avec du sérum contenant des bacilles de tubercules de pommelière au quatre-vingt-dix-neuvième jour de leur culture. Pour l'animal-témoin, on se sert de sérum pur et l'on ne découvre aucun signe de lésions pulmonaires. Les deux autres sont nettement tuberculeux.

Une septième série d'expériences est faite avec une culture au cent trente-deuxième jour de tubercules du poumon de singe. Sur quatre lapins, trois inoculés sont trouvés tuberculeux, le quatrième reste indemne malgré une injection de sérum pur dans la chambre antérieure. Les animaux ont été tués au trentième jour.

Enfin, six lapins faisant partie de la huitième série, inoculés avec une culture de tubercules de poumon humain, fournissent six succès.

En résumé, les expériences d'inoculation tentées dans la chambre antérieure de l'œil ont porté sur seize animaux; quatorze inoculés avec du liquide virulent ont été reconnus tuberculeux, au bout d'un nombre de jours variables; deux, employés comme animaux-témoins, et pour l'inoculation desquels on s'est servi de sérum pur, sont restés indemnes.

Dans la neuvième série, les expériences portent sur le péritoine. Douze cobayes sont employés : dix sont inoculés avec une culture au cent quarante-deuxième jour de tubercules du singe, le onzième est inoculé avec du sérum pur, le douzième n'est pas touché. Au dix-huitième jour, cinq meurent tuberculeux. On attend vingt-cinq jours, et, sur les sept animaux restants, les cinq inoculés sont reconnus tuberculeux ; les deux témoins ne présentent rien de particulier.

On fait manger à des rats dans une dixième série d'expériences, des résidus et des détritus tuberculeux ; cette ingestion ne produit chez eux aucun signe de maladie : on les tue et on les trouve absolument sains. Les mêmes animaux inoculés par l'un des procédés qui précèdent succombent très rapidement de tuberculose.

Après avoir essayé la voie cutanée, la voie oculaire et la voie digestive, Koch a l'idée de faire des injections intra-veineuses de bacilles tuberculeux. A cet effet, il institue une douzième série d'expériences, dans laquelle il se sert de douze animaux. Deux reçoivent dans la veine auriculaire du sérum pur ; quatre, du sérum ayant servi à diluer le produit d'une culture de tuberculose du singe arrivée au cent soixante-dix-huitième jour ; trois, le produit d'une culture de tuberculose humaine arrivée au cent troisième jour ; les trois derniers enfin, le produit d'une culture de tubercules de pommelière au cent vingt-unième jour. Au trente-huitième jour, les deux premiers n'ont rien : tous les autres sont trouvés porteurs de lésions tuberculeuses.

Une culture de tuberculose du singe au cent

soixante-unième jour sert à faire une douzième série d'expériences sur les chats dont la résistance et l'extrême vitalité sont bien connues. On injecte le produit de la culture dans le péritoine de deux de ces animaux; ils meurent tous les deux de tuberculose au bout de très peu de temps.

Enfin, pour la dernière ou treizième série, une vieille chienne est prise et inoculée avec succès.

Pour que les résultats vous frappent mieux dans leur ensemble, et pour que vous en saisissiez mieux la valeur démonstrative, je vais résumer en quelques chiffres tous les faits d'inoculation que je viens de passer en revue.

Treize séries d'expériences ont été faites: les 1re, 2e, 3e et 4e séries, — séries des inoculations par la voie sous-cutanée, — ont porté sur 20 animaux : 15 ont été inoculés, 5 réservés comme témoins : on a eu 15 succès. Les 5e, 6e, 7e et 8e, — séries des inoculations dans la chambre antérieure, — se sont étendues à 27 animaux sur lesquels 4 ont été réservés comme témoins et 23 inoculés : 23 fois on a trouvé de la tuberculose à l'autopsie. Les 9e, 12e et 13e séries, qui ont compris les expériences d'inoculation intra-péritonéale, faites sur deux chats et un rat avec deux témoins, ont donné trois résultats positifs. Seule, la 10e série n'a permis d'enregistrer aucun succès. Enfin les 12 animaux de la 11e série qui ont été inoculés par la voie veineuse étaient tous tuberculeux au 38e jour, sauf les deux qui avaient servi d'animaux-témoins.

En tout 13 séries d'expériences qui ont porté sur 63 animaux, parmi lesquels 13 témoins et 52 inoculations qui ont fourni 52 succès. Enfin toutes les voies d'introduction possible du microbe ont été successivement essayées et trouvées ouvertes, sauf la voie digestive.

Ces expériences, que personne depuis n'a pu aussi bien réussir que Koch lui-même, ont été, comme vous avez pu vous en rendre compte, conduites avec une rigueur que l'on ne saurait trop louer. Koch prend soin de nous indiquer scrupuleusement l'origine des virus qui ont servi aux cultures, la date à laquelle celles-ci remontent, l'animal inoculé, les conditions dans lesquelles sont faites les inoculations. Enfin, il ne néglige pas davantage l'examen des tissus des amimaux inoculés : il a pu ainsi retrouver toujours l'élément spécifique, et la réinoculation des lésions tuberculeuses provoquées lui a presque constamment donné des résultats positifs.

Citons encore les recherches de cultures de MM. Raymond et Arthaud [(1) faites sur milieux liquides ou solides; ces expérimentateurs font observer que l'évolution du microbe est beaucoup plus rapide dans le bouillon de Liebig que dans le sérum gélatinisé.

Au point de vue de la transmission de la tuberculose par inhalation de poussières tuberculeuses, Weichselbaum (2) a fait une série d'expériences très intéressantes sur lesquelles nous aurons à revenir plustard, mais que nous devons cependant citer ici.

Le médecin viennois a pris les chiens pour sujets d'expérience; il pulvérisait pendant 20 minutes 200 grammes d'eau contenant à peu près 2 à 3 grammes de crachats. Sur 17 expériences, il obtient 17 résul-

---

(1) RAYMOND ET ARTHAUD. *Revue de Médecine*, 1883.
(2) WEICHSELBAUM. *Medicinische Jahrbucher*, 1883, p. 169.

tats positifs avec *bacilles,* tandis qu'une série de six expériences d'inhalation de produits divers non tuberculeux donnent des granulations pulmonaires, mais pas de *bacilles de Koch* (1).

Nous avons là, Messieurs, un ensemble de faits qui établissent d'une façon indiscutable la spécificité du bacille de Koch et qui nous rendent compte de la signification des expériences par lesquelles Villemin avait, en 1865, démontré la contagiosité de la tuberculose. Mais les bacilles dont on constate la présence dans les crachats, dans le poumon, autour des vaisseaux, dans les ganglions du cou, ont évidemment des lieux de prédilection où on les trouve toujours et par lesquels commencent les lésions qui leur sont consécutives. Maintenant donc que nous connaissons le bacille, que nous avons appris à le différencier de ses congénères, que nous en savons le mode de coloration, que nous avons, dans les inoculations, la preuve de sa virulence, nous sommes prêts à entreprendre l'étude de sa topographie, en commençant par le poumon, qui cliniquement au moins, paraît être le principal organe atteint.

---

(1) FINKLER ET EICHLER (*Central. f. Klin Med.* 1883, n° 5) pensent que la vraie caractéristique du bacille de Koch est, non de ne pas se décolorer par l'acide azotique, mais bien, quand on l'a décoloré, de ne jamais se teinter en brun.

HUITIÈME LEÇON

TOPOGRAPHIE BACILLAIRE

DANS LA TUBERCULOSE

Messieurs,

On ne peut considérer le bacille de Koch comme un satellite constant des lésions tuberculeuses, puisque nous connaissons au moins une forme de tuberculose sans bacille. Souvent, dans les produits les plus évidemment tuberculeux, on ne parvient à découvrir aucun protoorganisme. Nous devons cependant essayer de déterminer, du mieux que nous le pouvons, la topographie du microbe qui, pour un grand nombre d'auteurs, est la cause efficiente et constante des lésions tuberculeuses. Si la découverte du schizomycète est allemande, nous aurons du moins la satisfaction de nous appuyer sur des travaux français dans ce qui va suivre, et surtout sur ceux de M. le professeur Cornil [1].

---

[1] Cornil. Topographie des bacilles de la tuberculose (*Journal d'Anat. et de Phys. de Robin*, n° 4, juillet-août, 456 à 480).

La topographie que nous allons esquisser sera nécessairement incomplète, car nous ne pourrons pas décrire le mode de pénétration du bacille dans l'organisme, ses modifications de forme ou de nombre. Toutefois, nous enregistrerons la disposition particulière des schizomycètes vue par M. Cornil sur la paroi des cavernes : la formation en grains parallèles. C'est à peu près tout ce que nous savons sur les transformations probables du bacille. Je dis probables, car il est singulier que ce microorganisme, cause nécessaire et absolue de la phtisie pour plusieurs personnes, se trouve en si petit nombre dans les lésions caractéristiques, et ne soit accessible à nos moyens d'investigation qu'au moment précis où la phase ulcérative du processus a commencé.

Nous ne savons rien sur le mode d'introduction du bâtonnet de Koch dans l'économie. Le début par le poumon, les adénites cervicales, qui si souvent sont les avant-coureurs de la diathèse, peuvent nous faire penser à une effraction par les voies respiratoires ; mais on est tout étonné de voir que jamais, jusqu'à présent, il n'a été possible de surprendre la lésion tout à fait à son début.

Recklinghausen (1), Langhans (2), Köster (3), Kiener (4), dont les recherches toutes spéciales ont fixé les stades primordiaux de la lésion, n'ont jamais vu le tubercule qu'à l'ère de ses manifestations vasculaires, même dans l'épiploon sur lequel les observations ont porté. Ils ont remarqué, en effet, que les cellules épithéliales du péritoine étaient constam-

---

(1) Recklinghausen. Die Rinzenzelle. *Etudes d'Anat. pathol.*
(2) Langhans. Die Mastzellen. (*Achiv. f. exp. Pathol.*)
(3) Köster. Anatomie des Tuberkels (*Ibidem*).
(4) Kiener. Recherches anatomiques sur la tuberculose (*Arch. phys.*, 1881).

ment rebelles à toute infiltration bacillaire avant que l'un des vaisseaux au moins ait été le siège des lésions diverses que nous décrirons ultérieurement. La conclusion que l'on doit tirer des travaux de ces auteurs est, jusqu'à preuves contraires, la suivante : le processus tuberculeux débute toujours par un capillaire sanguin. — Voyons donc quelle est la marche de la lésion initiale autour des vaisseaux. Cela nous épargnera de revenir sans cesse, pour chaque organe, aux lésions vasculaires que nous y rencontrerons.

Le processus morbide revêt deux aspects différents. Ou bien, la lésion est prédominante dans la tunique interne, ou bien elle est surtout périvasculaire (1). Mais que nous ayons de la périartérite ou de l'endartérite, l'effet du développement (2) de ce processus est toujours le même : obstruction graduelle et permanente du vaisseau atteint.

Mais en même temps que s'étendent les lésions intra-vasculaires, il se fait une sorte d'appel à la paroi externe du vaisseau, des produits jeunes de la prolifération cellulaire. Ces éléments embryonnaires s'agglomèrent autour du capillaire et forment, là, une zone plus claire de cellules rondes et de globules blancs, à laquelle on a donné le nom de zone embryonnaire. Alors, apparaissent les bacilles; en nombre plus considérable au centre, plus disséminés à la périphérie, ils contribuent ainsi à la formation de la cellule géante, base de la granulation grise que Laën-

---

(1) Kiener. *Loc. cit.* Ces lésions ont été magistralement décrites par mon ancien maître Kiener dans le n° 5 des *Archives de Physiologie*.
(2) Cornil. *Loc. cit.*
    Weigert. Die tuberculose (*Deutsch., med. Woch.*, 1883, n°ˢ 24, 31 et 32).
    Virchow. *La pathologie des tumeurs.*

nec (1) avait décrite depuis le commencement du siècle. De là, rayonnant comme d'un foyer, le processus envahit progressivement les tissus ambiants, et fait tache d'huile en opérant des modifications analogues du côté des vaisseaux sanguins ou lymphatiques qu'il rencontre.

Quel que soit le lieu où nous considérions les lésions tuberculeuses, elles débutent constamment de la même manière, et partout, nous trouvons la même formation histologique, avec apparition fréquente de la cellule géante, seul vestige du vaisseau, point de départ de l'affection.

Considérant donc la tuberculose comme une maladie primitivement vasculaire, voyons quelle en est la marche dans le poumon.

Pour cela, prenons l'alvéole pulmonaire et étudions-en séparément chacune des parties constituantes.

Vous connaissez tous, Messieurs, la disposition que présentent les vaisseaux pulmonaires par rapport à la bronchiole terminale : celle-ci a au moins une artériole et une veinule qui l'accompagnent et pénètrent avec elle dans l'intérieur du lobule. Le processus de dégénérescence commence ici en suivant la règle générale, par l'un de ces deux vaisseaux, le plus souvent par l'artère. Lorsque le vaisseau est oblitéré et que l'inflammation périartérielle s'est étendue au voisinage, la partie de la bronchiole en contiguïté avec le vaisseau malade prend part au travail inflammatoire, et devient alors le siège de bronchiolite juxta-alvéolaire. A ce moment-là, l'endothélium de l'alvéole est frappé de lésions qui doivent nous arrêter un instant.

(1) LAENNEC. *Traité d'Auscultation*, t. I.

L'endothélium, qui tapisse l'alvéole, est essentiellement constitué par des cellules de grandes dimensions à noyau accolé contre la paroi et dont la forme est vaguement polygonale. Ces cellules ont un protoplasme très abondant et grenu, particularité qui en indique la vitalité puissante. Le premier effet de l'inflammation des vaisseaux périalvéolaires est de faire disparaître l'aspect normal des cellules, et le second, d'amener leur prolifération de la périphérie au centre.

La rupture se fait bientôt dans l'intérieur de l'alvéole et les bacilles qui, des vaisseaux, ont passé dans les cellules endothéliales, se trouvent ainsi au centre de l'alvéole. A ce moment, les infundibula obstrués par les cellules proliférées contenant des bacilles, et par un peu de fibrine fibrillaire, forment ce qu'on appelle le *tubercule gris*.

Pendant ce temps, le travail ulcératif s'accentue du côté de la bronchiole terminale, qui se rétrécit à son goulot et le tubercule gris, formé par l'alvéole, ainsi isolé, subit la transformation caséeuse.

Donc — pour résumer ce que nous savons jusqu'à présent de la topographie des bacilles — tout à fait au début, les bacilles se trouvent dans les zones centrale et périphérique de la cellule géante, c'est-à-dire autour et dans l'intérieur des vaisseaux; — un peu plus tard, on en constate la présence dans les cellules de l'endothélium pulmonaire; — lorsque la déformation des éléments de l'alvéole a abouti au tubercule gris, on trouve les bacilles disséminés un peu partout; — enfin, à une période plus avancée, c'est-à-dire au moment du début de la fonte purulente des éléments qui sont à ce moment contenus dans l'alvéole, ils sont de nouveau rejetés à la périphérie.

Voilà, Messieurs, quelle est, d'une façon générale,

la marche du processus bacillaire dans la tuberculose; mais nous devons aller plus loin et entrer plus avant dans le détail des lésions anatomiques.

On trouve dans le poumon, au point de vue microbien, trois types principaux de lésions se rapportant à la tuberculose : ce sont la granulation grise miliaire, le tubercule gris ou follicule tuberculeux, et enfin les grands foyers caséeux pneumoniques. Examinons en particulier chacune de ces formations.

Et d'abord la granulation grise miliaire. C'est une granulation presque complètement vasculaire, en ce sens qu'elle se développe en dehors d'une bronchiole et en dehors de l'alvéole ; elle appartient presque toujours au type endogène (1), c'est-à-dire qu'elle débute dans l'intérieur des vaisseaux par endartérite ou endo-phlébite. La granulation à type exogène se trouve rarement réalisée ; la lésion, dans ce cas, commence en dehors des vaisseaux dans le tissu conjonctif ambiant, dont il amène la prolifération. Cette prolifération cellulaire a pour premier résultat de comprimer les vaisseaux, et, pour second, de leur faire subir la dégénérescence vitreuse.

Les bacilles occupent donc soit le centre du vaisseau (2), lorsque la granulation est à type endogène, soit la périphérie, lorsque la granulation est à type exogène. Cette dernière forme est rapidement envahissante, parce qu'il n'est rien qui s'oppose à la diffusion des bacilles, et parce que le tissu conjonctif périalvéolaire ne saurait, dans aucun cas, constituer un obstacle à leur développement.

Enfin, la forme la plus fréquemment observée dans

---

(1) KIENER. *Loc. cit.*
(2) CORNIL. *Loc. cit.*

la granulation grise est le bâtonnet décrit par Koch ; il est extrêmement petit, presque jamais contourné en spirale, et contient en général de trois à quatre de ces points brillants, dont nous avons, à propos du bacille lui-même, donné la signification.

Le follicule tuberculeux, le tubercule gris, dont nous connaissons déjà en partie la genèse, est le résultat de lésions plus complexes. Les cellules de revêtement de l'alvéole prennent part, comme les vaisseaux, au processus et subissent comme eux l'influence pernicieuse du bacille.

Nous savons déjà que l'aspect grenu spécial de l'endothélium pulmonaire disparaît rapidement et que cet endothélium lui-même prolifère, se bombe et remplit l'alvéole. Mais ce que nous n'avons pas encore dit, c'est le résultat de cette prolifération. De ces cellules qui ont acquis un développement considérable, procèdent d'autres cellules très petites, libres dans l'intérieur de l'alvéole et retenues un moment par un exsudat fibrineux. Ces cellules de néo-formation avec cet exsudat fibrineux liquéfié, et les produits de la sécrétion exagérée de la muqueuse des bronches voisines, composeront plus tard l'expectoration. Remarquons en passant, comme conséquence de ce qui vient d'être dit, que les bacilles ne peuvent apparaître dans les crachats, que lorsqu'ils ont depuis longtemps commencé leurs ravages dans les lobules pulmonaires.

Les bacilles se trouvent donc, dans l'espèce : 1° autour et dans la paroi des vaisseaux sanguins ; 2° dans le coagulum qui en occupe le centre ; 3° dans l'intérieur de l'épithélium desquammé ; 4° dans l'exsudat fibrineux dont j'ai parlé et qui, se liquéfiant, donnera l'expectoration.

Vous devinez, par suite, que les bacilles que l'on rencontre dans les crachats sont ou absolument libres ou contenus dans les cellules agrandies de l'endothélium, soit enfin dans les leucocytes (1), comme cela a été bien souvent constaté (2).

J'en arrive maintenant à ce que j'ai appelé la tuberculose pneumonique.

Vous savez, Messieurs, avec quel acharnement on a combattu, de l'autre côté du Rhin, la conception uniciste de la phtisie émise et soutenue par Laënnec. On est même arrivé à un tel degré d'exagération de part et d'autre, que Niemeyer a pu s'écrier : « Le plus grand malheur qui puisse arriver à un phtisique, c'est de devenir tuberculeux. »

Messieurs, je ne veux soulever ici aucune discussion touchant l'unité ou la dualité de la phtisie. Mais si j'admets une tuberculose pneumonique, c'est que dans la genèse de la lésion que je désigne par ce mot, il y entre deux facteurs, la présence de l'élément infectieux et la réaction inflammatoire qui en est la conséquence, soit qu'elle aboutisse à la crétification des parties tuberculisées, soit au contraire qu'elle ait pour résultat la formation de cavernes. — Je distingue donc deux sous-classes, la tuberculose pneumonique à noyau unique, et la tuberculose pneumonique en masse. Quelques développements feront mieux connaître ma pensée.

---

(1) Cornil. *Loc. cit.*
(2) Leyden. *Centralblatt f. klin. medicin.*, n° 8.
   Merkel. *Ibid.*, n° 12.
   Ziehl. *Berliner Klin, Wochenschr.*, 1883, p. 32.
   Pfeiffer. *Ibid.*, n°s 7 et 8.
   Cochez. Thèse de Paris, 1882.
   Wobly. *Deutsch. med. Woch.*, 1883.
   Gessler. *Ibid.*, n° 5.
   Sauvagr. Thèse de Paris, 1883.

Prenons le tubercule gris de tout à l'heure arrivé à la fin de son évolution. Le tubercule gris se compose alors du vaisseau ayant subi la dégénérescence vitreuse et passé à l'état de cellule géante, des cellules d'endothélium alvéolaire, le tout plongé dans un exsudat fibrineux. Ce tubercule, autant par la compression qu'exercent sur les parties environnantes les éléments de l'alvéole aux dépens de laquelle il est formé, que par sa qualité de corps étranger, amène du côté des alvéoles voisines une hypérémie notable. On trouve donc, en dehors du tubercule, une zone d'alvéoles aplaties et congestionnées qui, par leur suractivité de circulation, semblent réagir contre le processus nécrobiotique déterminé par le bacille.

Dans certains cas, cet effort de la nature réussit : l'épithélium disparaît par fonte granuleuse ; seules, les fibres élastiques persistent et deviennent le point de départ de la crétification. La prolifération conjonctive devient plus active et l'alvéole malade, pressée par le tissu néoformé, dégénère de plus en plus jusqu'à ce que les éléments virulents, emprisonnés dans une couche cellulaire qui commence à s'infiltrer de sels de chaux, n'aient plus aucune chance de se propager au reste du poumon.

L'évolution du processus tuberculeux, dont le tubercule gris constitue le premier terme, peut s'arrêter là. Au centre de la coque crétacée, entre elle et le séquestre, se forme une partie qui est comme gommeuse, composée de leucocytes et de fibrine. On trouve alors, en allant de dehors en dedans et couche par couche :

1º Une zone élastique ;
2º Une zone cireuse ;
3º Une zone interne formée par le séquestre.

Les bacilles se trouvent dans cette troisième zone,

ainsi que paraît le montrer un travail de Déjerine (1) paru l'année dernière dans la *Revue de Médecine*. Ce mémoire très intéressant relate dix-sept observations qui se décomposent ainsi qu'il suit :

Sur ces dix-sept cas, dix se rapportaient à des tubercules possédant encore cette couche cireuse sur laquelle j'ai attiré votre attention et sept étaient relatifs à des tubercules crétacés. Dans ces derniers, malgré les recherches les mieux conduites, on n'a jamais pu constater la présence du bacille, tandis que dans les dix premiers on découvrait le bâtonnet de Koch et dans la zone cireuse, et dans le séquestre central. Les dix-sept sujets trouvés porteurs de cette lésion à l'autopsie avaient, pendant leur vie, présenté, à une époque plus ou moins éloignée, des signes de tuberculose.

J'ai pris moi-même cinq observations de ce genre, dans lesquelles j'ai constamment retrouvé, à la partie centrale du noyau, le bacille spécifique.

Si je fais entrer le terme pneumonie dans le nom que je donne à ces formations, c'est qu'il y a véritablement pneumonie, c'est-à-dire inflammation circonscrite péri-alvéolaire, qui a créé une zone assez résistante pour s'opposer à l'envahissement progressif de la maladie.

Enfin, venons-en à la tuberculose pneumonique en masse.

Dans ce cas, on trouve, dans les masses caséeuses qui remplacent les alvéoles, des bacilles en grand nombre. Ils sont répandus soit dans l'exsudat fibrineux, soit dans l'intérieur des cellules. Et c'est par un processus que l'on peut rattacher à la tuberculose

---

(1) Déjerine. *Bacilles dans les tubercules crétacés*, 1884.

pneumonique que se forment les cavernes dont nous allons essayer d'expliquer la genèse.

Revenons à l'alvéole primitivement atteinte.

L'ulcération a commencé à l'éperon, au moment où la bronchiole s'abouche avec l'alvéole. L'ulcération est là en contact avec l'air extérieur, et les alvéoles voisines, après avoir réagi, se laissent à leur tour envahir. On se trouve alors en présence de produits morts qui doivent s'éliminer. Le contenu des alvéoles malades se liquéfie rapidement et est expectoré; à son lieu et place se trouve une cavernule qui, communiquant bientôt avec les cavités d'autres alvéoles vidées de la même manière, forme une caverne.

Quelle est donc la composition des parois de ces cavernes et où se trouvent les bacilles? C'est ce que nous allons voir (1).

Les parois des cavernes sont irrégulières et ces irrégularités sont dues à des bourgeons dont je vous donnerai plus tard la signification (2). Au pourtour de la caverne, où sont des alvéoles pressées et déformées, comme les vaisseaux et les cellules endothéliales ont disparu, les seuls éléments qui persistent encore sont les fibres élastiques.

Ce sont elles qui forment précisément ces bourgeons que je vous signalais il n'y a qu'un instant. De l'apparition des fibres élastiques dans les crachats, on doit donc conclure à la cavernulation du poumon, et ce signe, plus certain et plus constant que la présence du bacille, est trop tardif pour avoir une utilité quelconque en clinique.

---

(1) FRANTZEL. *Deutsch. milit. Zeitschrif*, 1883.
CRAEMER. *Erlanger ph. med. Sitzungberichte*, 1882.
LICHTHEIM. *Fortschhritt der Med.*, 1883.
HILLER. *Deutsche med. Woch*, 1883.
(2) CORNIL. *Loc. cit.*

Toute la paroi de la caverne est tapissée par une membrane pyogénique dans laquelle on ne découvre que peu ou point de bacilles. Dans certains cas graves, ils sont agglomérés à la périphérie en séries parallèles.

Telle est, Messieurs, dans ces lignes essentielles, la topographie du bacille dans le poumon. Si j'ai insisté aussi longtemps sur les lésions tuberculeuses de cet organe, c'est qu'il est le plus souvent atteint. Mais il ne faut pas oublier que la tuberculose a des foyers multiples, et par suite, il nous reste à faire une revue rapide des principaux tissus ou appareils susceptibles d'être envahis par le processus.

Il est clair, Messieurs, que la présence du bacille dans les tissus ne nous a pas révélé la nature intime des phénomènes que nous avons constatés. Elle nous a fait comprendre quelques faits et expliqué certains autres ; mais vous avez pu voir que nous étions souvent obligés de recourir aux hypothèses pour nous rendre compte de l'action du schizomycète. La découverte du bacille dans les crachats (1), regardée comme pathognomonique par certains auteurs (2), ne vient confirmer le diagnostic que lorsque le processus est déjà arrivé et que nous sommes impuissants à le combattre. L'auscultation ne doit donc pas être négligée, sous prétexte de recherches microscopiques ; car pour le moment, au moins, l'exploration clinique du malade nous explique, plus complètement que l'examen du laboratoire, des phénomènes qui s'accomplissent dans le tissu pulmonaire du sujet, et dont le bacille nous permet de comprendre la pathogénie.

(1) L. Lopez Garcia. *Del bacilo de Koch en la tuberculosis. Importancia del examen microscopico de los esputos*, 1884 (très bonne revue).
(2) Germain Sée. *Loc. cit.*

NEUVIÈME LEÇON

TOPOGRAPHIE BACILLAIRE

DANS LA TUBERCULOSE

(Suite)

Messieurs,

Nous avons, dans notre précédent entretien, décrit, aussi complètement que nous le permettaient nos connaissances actuelles, la topographie pulmonaire du bacille de Koch. Il nous reste aujourd'hui à examiner ensemble rapidement la place que le bacille occupe dans les divers organes, les rapports qu'il présente avec les éléments anatomiques, et enfin, à passer en revue, à propos du schizomycète, les différentes excrétions et sécrétions.

Nous avons déjà vu, à propos du poumon, les lésions bacillaires des vaisseaux. Je n'ai pas besoin d'y revenir ici ; ces lésions sont identiques à elles-mêmes dans quelque organe qu'on les étudie. Elles consistent essentiellement en prolifération des cellules de l'endothélium et formation des cellules géantes qui, comme vous le savez, représentent à peu près toujours les cellules de l'endothélium vasculaire gonflées, desquamées et réunies les unes aux autres par fusion de leur protoplasma (1).

Les bacilles se trouvent en nombre variable dans l'intérieur même des cellules géantes, dans les caillots fibrineux qui obstruent les vaisseaux, et aussi dans la paroi artérielle épaissie et vitreuse. Quel que soit le lieu où on la considère, la lésion vasculaire peut toujours être réduite au type que je viens de vous présenter. Aussi, pouvons-nous, dès maintenant, fixer, pour les différents organes, les points où commencera l'infiltration bacillaire et où, conséquemment, les altérations pathologiques des tissus seront surtout prononcées.

Vous connaissez la structure du lobule rénal : le centre est formé par des tubes droits, la zone moyenne par les éléments sécréteurs : les vaisseaux sont surtout nombreux à la périphérie du lobule, car c'est dans cette zone limitante externe que se voient les glomérules et leurs vaisseaux afférents et efférents. Dans la zone moyenne, se trouvent seulement les capillaires, dont les anostomoses nombreuses réunissent tous les systèmes gloméluraires, et forment ce que l'on a appelé les *réseaux admirables* (2). Dans la zone centrale, on ne trouve guère que des lymphatiques; mais ils sont en nombre tellement considérable que l'on peut considérer comme de véritables espaces lymphatiques, les intervalles compris entre tous les tubes soit sécréteurs, soit excréteurs.

---

(1) CORNIL. *Loc. cit.*
(2) *Retia mirabilia.*

La tuberculose se traduisant principalement par des lésions vasculaires, vous avez déjà deviné que nous trouverions les résultats du processus nécrobiotique, surtout autour des glomérules, à la périphérie des lobules rénaux. C'est en effet dans cette région que l'expérience nous montre les premiers foyers bacillaires. Des vaisseaux qu'ils atteignent en certains points, sans que leur distribution soit systématique, les bacilles passent dans les cellules de l'épithélium des tubes contournés ; ces cellules desquamment et les bacilles peuvent se trouver dans l'urine, soit absolument libres, soit encore inclus dans les cellules d'épithélium rénal où ils se sont, pour ainsi dire, *nichés* (1). On les trouve aussi avec quelques globules blancs dans les interstices lacunaires des tubes.

Schématiquement, la structure du foie ne diffère pas sensiblement de celle-ci. — Le lobule possède, à son centre, une radicule veineuse sus-hépatique ; les cellules hépatiques elles-mêmes forment la zone moyenne, la partie vasculaire est la zone tout à fait externe.

Il en résulte que le développement des tubercules se fait dans cette zone, sur l'arbre vascu'aire, composé, comme vous savez, d'un canal biliaire supportant, enroulés en sens inverse, l'artère hépatique et la veine porte.

Passons maintenant au développement de la tuberculose dans le cœur, et voyons en quelques mots quel en est le processus.

La tuberculose cardiaque ne s'observe que rarement, tandis que, dans presque tous les cas de pneu-

---

(1) C'est l'expression même dont se sert Friedländer.

monie, on voit des coccus au milieu du tissu musculaire du cœur. Sur dix cas de tuberculose pulmonaire lente, avec formation de cavernes, où nous avons examiné le cœur, nous n'avons vu qu'une seule fois, des grains rouges colorés par l'Ehrlich, dans un triangle sous-valvulaire de tissu conjonctif jeune dont voici la description et la situation topographique (1) :

Entre la base de la valvule de Valsalva en haut, le tissu musculaire cardiaque en bas, la valvule en dedans, et le tendon aortico-cardiaque en dehors, se voit un triangle solide de tissu conjonctif fibrillaire, contenant une grande quantité d'éléments nucléaires. Ce triangle se prolonge dans la valvule aortique jusqu'à trois ou quatre millimètres au-dessus du niveau du sinus de Valsalva, et sous l'endocarde, plus ou moins loin, en général dans une étendue de deux à trois centimètres et demi. Un troisième prolongement remonte un peu entre la tunique interne et la tunique moyenne de l'aorte. Dans les points du ventricule gauche, où la valvule mitrale s'implante au-dessous des nids de pigeons, un quatrième prolongement descend dans cette valvule. Toujours au centre de cet espace conjonctif, se trouve une artériole venant de l'une des coronaires. Elle est presque toujours accompagnée d'une veinule et chez quelques animaux, le cheval par exemple, de troncs lymphatiques très développés mais n'ayant qu'une paroi endothéliale.

Je m'arrête, mais j'avais besoin de vous résumer, en quelques mots, ces particularités anatomiques que j'ai eu l'occasion de vous montrer plusieurs fois à l'amphithéâtre.

---

(1) Voir l'Appendice placé à la fin de la présente leçon.

Lorsque des microbes envahissent le cœur, c'est dans ce triangle sous-valvulaire que se présentent les premiers protoorganismes, ainsi que vous le démontre le cas suivant que j'ai observé :

Une jeune fille de vingt-trois ans meurt de tuberculose pulmonaire avec cavernes. Trois jours avant la mort elle avait présenté des souffles cardiaques dont un à la pointe, au premier temps et se propageant dans l'aisselle.

A l'autopsie, on trouva les bacilles de Koch (comme vous pouvez vous en assurer sur la préparation que je vous soumets), au nombre de quatre autour de l'artériole centrale de cet espace conjonctif sous valvulaire, où, en dehors de la périartérite et de la dégénérescence vitreuse de la paroi de l'artère touchée, ils ne paraissent pas avoir causé de troubles bien considérables.

Comme j'ai déjà eu l'occasion de vous le dire, c'est le seul cas, sur dix observations, où j'ai trouvé des bacilles dans le cœur. Le péricarde au contraire, et surtout le liquide péricardique, contiennent fréquemment des bâtonnets : mais pour simplifier et mieux vous faire comprendre leur mode d'action, il me paraît préférable de vous donner une idée générale des altérations pathologiques qu'ils provoquent dans les séreuses qu'ils envahissent.

Les séreuses, qu'on considère avec raison comme d'immenses sacs lymphatiques, sont très souvent atteintes par le processus tuberculeux ; leurs cellules en sont tellement fragiles, que les bacilles voyagent de l'une à l'autre sans l'intermédiaire des vaisseaux. Non seulement la lésion se propage de cellule à cellule dans une même séreuse, mais encore elle peut passer de séreuse à séreuse.

Il y a déjà longtemps qu'un ancien professeur de clinique au Val-de-Grâce, M. Godelier, a fait remarquer avec quelle facilité la tuberculose se transmettait du péritoine à la plèvre et *vice versâ ;* la transmission se faisant par les puits lymphatiques du diaphragme. D'autres auteurs ont cité des faits incontestables de propagation phymique du péritoine à l'utérus ou en sens inverse.

Mais comment pourrait-il en être autrement? Les cellules endothéliales des séreuses, jeunes et actives, sont le siège de courants endosmotiques et exosmotiques très énergiques ; aussi les bacilles les traversent-ils avec une rapidité considérable. Cela nous est prouvé par la clinique même, qui nous montre à peu près constamment la généralisation rapide de tout processus morbide ayant envahi une séreuse.

Voilà le processus de propagation ; il est clair, incontestablement démontré, mais il est bien plus difficile d'élucider le mode de pénétration du bacille dans les séreuses.

Pourquoi la localisation différente du bacille suivant les âges, tantôt dans les séreuses péritonéales ou articulaires, tantôt dans les séreuses intra-crâniennes? Cette prédilection est encore inexpliquée, et nous ne pouvons, pour le moment, que nous livrer sur cette question à des hypothèses plus ou moins hasardées.

Mais la propagation du processus bacillaire se fait non seulement de séreuse à séreuse, mais encore, et avec une extrême facilité, de la séreuse à l'organe qu'elle enveloppe. Prenons le cerveau pour exemple.

Vous connaissez le système d'irrigation de l'écorce

cérébrale avec ses vaisseaux terminaux sans anastomoses de système à système.

Supposez qu'un de ces vaisseaux, qui de la pie-mère pénétre dans la substance cérébrale sous forme de chevelu, contienne un microbe phymatogène. Que va-t-il se passer ? Sa paroi se caséifie et vous y trouverez un nombre variable de bacilles adultes répandus sans ordre ; dans son intérieur se forme un thrombus contenant lui aussi des bacilles ; les veinules, les vaisseaux lymphatiques présentent les mêmes lésions et offrent les mêmes schizomycètes. Les tissus avoisinant les vaisseaux sont aussi atteints ; ils dégénèrent dans une certaine étendue, limitée, comme on peut l'observer pour les tubercules pulmonaires.

Il n'est pas rare de trouver à la périphérie de ces nodules, une zone lacunaire d'aspect spécial formée par le tissu cérébral raréfié dont les éléments nerveux ont presque totalement disparu. La diffusion des lésions et des bacilles se fait par tubercules séparés et non en larges nappes.

Les tubercules arachnoïdiens et ceux de la pie-mère ne nous offrent aucune particularité digne d'intérêt. Vous pouvez vous reporter, pour ce point, aux descriptions des tubercules des séreuses qui vous sont données par vos livres classiques avec tous les détails nécessaires.

Je ne vous parlerai pas de toutes les lésions articulaires, osseuses, ganglionnaires. Vous trouverez tout ce qu'il vous est utile de savoir sur ce sujet dans le travail de M. Kiener (1) sur la tuberculose, que j'ai déjà eu l'occasion de vous citer. Cet auteur, soit seul, soit en collaboration avec M. Poulet, a publié

---

(1) KIENER. *Loc. cit.*

des travaux remarquables par une abondante bibliographie et surtout par des recherches personnelles d'un mérite indéniable.

Mais, je dois vous dire quelques mots de la tuberculose bacillaire de la peau et des muqueuses. Vous rencontrerez dans ces deux systèmes anatomiques, les bâtonnets tuberculogènes répandus à profusion dans les espaces lymphatiques, ou infiltrés entre les éléments les plus superficiels. Les lésions les plus propices pour l'étude de cette disposition sont l'angine tuberculeuse et les tuberculides en nappe de la peau.

Toutefois, parmi ces dernières il en est une qui est encore mal étudiée et sur laquelle les opinions varient; je veux parler du lupus. Certains observateurs, Doutrelepont (1), par exemple, disent avoir toujours trouvé le bacille quand ils l'ont cherché (vingt-cinq fois sur vingt-cinq cas). MM. Cornil et Leloir sur onze cas n'ont vu des bacilles qu'une fois. Enfin, Kapozi, dont personne ne contestera la profonde expérience et la compétence absolue, est beaucoup plus affirmatif et nie la spécificité du lupus dont il a observé douze cents cas. Pour lui, la tuberculose de la peau aurait une tout autre allure (2). Les inoculations n'ont pas donné non plus de résultats concordants; aussi la question du lupus est-elle encore à réserver au point de vue microbien.

Vous voyez, Messieurs, par ce court exposé, que partout où vous constatez le schyzomycète spécifique,

---

(1) DOUTRELEPONT. Zur Therapie der Lupus (*Monatshefte für praktische Dermatologie*, 1884).
(2) Congrès de Copenhague, 1884. Discussion entre Neisser, Lang, Pick, Unna, etc.

vous constatez aussi toujours les lésions appelées tuberculeuses.

Mais vous vous trouvez aussi quelquefois en présence de tubercules au sens macroscopique du mot, dans lesquels vous n'arrivez pas à déceler le bacille ; quel est l'élément actif dans ces cas ? nous ne pouvons à ce sujet faire que des suppositions. Cependant, Koch, dans une communication récente au congrès de Wiesbaden, paraît admettre que le bâtonnet phymique peut se réduire en sphères incolorables. Ce serait l'explication des recherches infructueuses notées dans certaines observations. Parfois, aussi, on observe des champignons inférieurs spéciaux dans les lésions tuberculeuses. Un de ces organismes a été particulièrement bien étudié en France et la maladie dans laquelle on le trouve décrite sous le nom de tuberculose zoogléique : je me réserve de vous en dire quelques mots dans notre prochaine conférence.

Messieurs, jadis, surtout depuis les travaux de Virchow, alors qu'on rapportait à l'inflammation et à la dégénérescence des tissus presque toute l'anatomie pathologique, on était obligé de décrire les tubercules de tous les organes. Evidemment différents les uns des autres suivant le point de l'économie où on les observait, ils ne présentaient de commun que la dégénérescence cireuse.

Ce que Virchow n'avait pas, le lien commun qui permet la description systématique et la réduction intégrale de tous les tubercules à un schéma, nous pouvons l'établir, je crois, avec le protoorganisme spécifique, qu'il s'appelle bacille, zooglée ou coccus. Nous avons vu que les lésions que le schizomycète produisait, à quelque endroit qu'on les observe, évoluaient constamment autour d'un centre toujours le même et commençaient dans tous les cas de la même façon. Ce centre est un vaisseau : la lésion primordiale est une artérite interne ou externe; les dégénérescences de tissus ne sont que secondaires. J'avais donc raison de vous dire, au début de la leçon, que la tuberculose est une maladie vasculaire, par suite de généralisation presque toujours fatale.

APPENDICE

A LA NEUVIÈME LEÇON

Dans le cours de recherches sur les maladies infectieuses, nous avons été amené à étudier la topographie des lésions microbiennes que l'on peut observer dans le cœur. Ayant rencontré quelques particularités non signalées jusqu'ici, nous avons poursuivi nos recherches un peu au delà du cadre que nous nous étions assigné et étudié la structure anatomique de la base du cœur d'abord à l'état normal chez l'homme adulte, sur l'enfant et quelques animaux, notamment le mouton et le cheval; de plus nous avons essayé de donner une description détaillée de la région sous-aortique du parenchyme cardiaque.

On décrit sous le nom de sinus de Valsalva, l'espace compris entre : d'un côté et en bas le bord supérieur du muscle cœur; en dehors, la face interne de l'aorte; en dedans, la face externe de la valvule aortique correspondante. On observe donc, en totalité, à la base du cœur trois espaces ou sinus de Valsalva, un par valvule et qui, comme on le comprend facilement, sont terminés inférieurement par une arête curviligne formant le sommet de l'angle dièdre circonscrit par l'endartère et la valvule.

A l'état normal cet angle est aigu, mais il est susceptible, comme on le verra plus loin, de modifications diverses sous l'influence de maladies portant soit sur le muscle cardiaque, soit sur l'endocarde.

La plus importante de ces modifications pathologiques est l'aplatissement et la disparition de l'angle du sinus qui se trouve remplacé par un *plateau* d'étendue variable. Chez certaines espèces animales, ce plateau est constant et est une disposition providentielle, un organe de secours, pour employer l'expression de Parrot.

Parchappe (1) s'exprime ainsi : « Le calibre de l'aorte s'élargit notablement au-dessus de son orifice, et les sinus sigmoïdes sont considérables. La sigmoïde antérieure repose sur le bord supérieur du ventricule, qui forme le plancher du sinus correspondant. »

Comme particularités non signalées dans les auteurs classiques actuels, il faut aussi rappeler que Valsalva dans sa « *dissertatio de arteria magna,* » lignes 91 et 92, mentionne la présence de fibres musculaires dans l'intérieur des valvules aortiques, et ajoute qu'on peut voir le sinus remplacé par une surface plane. Nous n'avons rencontré dans la littérature médicale aucun autre détail sur ce point jusqu'au mémoire publié en 1876 dans la *Gazette Médicale,* page 195, par M. Parrot, et intitulé : *Sur le plateau de l'aorte et de l'artère pulmonaire dans quelques espèces animales.*

Au Congrès pour l'avancement des sciences en 1879, M. Parrot est revenu sur ce sujet, pages 922 et suivantes.

Voici les conclusions de sa communication : dans plusieurs espèces animales comme les solipèdes, les oiseaux et essentiellement chez tous les animaux soumis à des efforts longtemps prolongés, on observe constamment des plateaux cardiaques à la base de l'aorte. Ces plateaux sont d'un développement différent suivant les conditions d'existence de l'animal qui les porte. Ainsi, ils sont surtout prononcés sur le cheval. Mais, ici, il faut remarquer l'importance de la constatation anatomique du savant professeur de Paris, il a observé sur des enfants de moins d'un an des plateaux normaux d'une étendue moyenne de 1 ^{mm}. Il a vu dans les cœurs atteints d'hypertrophie du ventricule gauche avec insuffisance des val-

---

(1) Du cœur, etc... Paris, 1848.

vules aortiques, les mêmes particularités des plateaux pathologiques, sauf dans les cas où la base du cœur est considérablement indurée. Il voit dans ces changements morbides une réversion par suite de laquelle le cœur de l'homme se rapproche de celui des animaux, ses inférieurs dans l'échelle animale.

Dans le courant de ce travail, nous aurons mainte fois à confirmer, en leur donnant encore plus d'extension, les idées de Parrot ; car si le cœur de l'homme adulte et sain s'écarte considérablement du cœur à plateau des animaux coureurs, la maladie l'en rapproche sensiblement, et dans la vie intrafœtale comme dans les premiers temps de l'existence, on trouve un certain nombre de particularités anatomiques qu'il faut avoir vues et dont il faut se souvenir pour expliquer les localisations, au premier abord capricieuses, de certains processus anatomiques (surtout les microbiens) dans le cœur. Il faut aussi remarquer que les cœurs les plus propices à l'étude des éléments fragiles du cœur et des valvules sont ceux des Ovidés. Aussi nous servirons-nous comme type de cœur caractéristique des dispositions que l'on ne retrouve plus qu'à peine dans les cœurs humains adultes, du cœur de mouton.

Chez le mouton, les valvules aortiques sont à proportion plus grandes que chez l'homme et surtout plus épaisses. Leur longueur moyenne du point d'insertion le plus inférieur au bord libre est de 35 mm, leur épaisseur moyenne est de 7 mm.

Sur le cheval, ce tendon présente quelques particularités bonnes à remarquer. D'abord, chez cet animal, le sinus de Valsalva est remplacé par un plateau formé par une lame élastique dépendant de la zone interne de la tunique moyenne de l'aorte appuyée sur les fibres musculaires du cœur. Entre les fibres cardiaques et la lame élastique et conjonctive dont nous parlons se trouve une couche de fibres horizontales parallèles à cette lame, les unes striées et anastomosées, les autres lisses. Arrivées à la racine de la valvule, ces fibres s'épanouissent en une sorte de pinceau, et si elles peuvent avoir une action, leur point d'insertion fixe étant sur le manchon fibreux sous-péricardique, à la base de l'aorte, elles diminuent l'étendue du plateau, déjettent en dehors la base de la valvule et agrandissent ainsi l'orifice aortique ; et comme elles sont anastomosées avec les fibres ventriculaires longitudinales, leur action ne peut être que synchrone : elles constituent donc un *muscle redresseur de la valvule*, et surtout *coarctateur du plateau cardiaque;* cette action se produit au moment de la contraction ventriculaire; elle est prononcée par les rides nombreuses que l'on remarque sur la lame élastico-conjonctive qui double le plateau.

Or, l'insertion mobile se fait dans un tissu très fragile (conjonctif réticulé avec quelques fibres élastiques) où se trouvent quatre à cinq gros troncs lymphatiques, trois artères et des veines. On conçoit combien facilement sera lésé un tel tissu et l'orifice rétréci, l'action musculaire annihilée, et pour peu qu'il se produise de la sclérose, une coarctation indestructible de l'orifice produite, quoique, par accommodation, ce département soit aussi garanti que possible des chocs du sang, auxquels certains auteurs ont voulu rapporter les lésions d'orifices. Et si la force de la colonne sanguine était cause pathologique, comment se ferait-il que les lésions se remarquent en ce point absolument inaccessible à la colonne sanguine ? Nous verrons que chez les animaux qui font des efforts moins considérables, la base de la valvule est moins bien défendue, mais l'analogie nous guidera et nous montrera que dans les éléments homologues se produisent des altérations semblables, que, par suite d'atavisme et d'accommodation, on peut trouver dans la série animale comme normales. Dans l'homme, ce triangle sous-valvulaire disparaît dans les cas d'insuffisance ou de rétrécissement aortique, un plateau cardiaque se constitue et la valvule est en masse portée en dedans, et manquant des moyens de nutrition, subit des modifications dont nous nous occuperons plus tard.

Faisons une coupe longitudinale de ces valvules. La tunique interne de l'aorte s'arrête en se rétrécissant au point où les fibres cardiaques longitudinales s'implantent sur le tendon que nous appellerons tendon aortico-cardiaque, l'épithélium seul se prolonge sur la valvule. Le mouton a gardé par atavisme un léger plateau cardiaque, mais la régularité parfaite, l'intégrité absolue des éléments délicats, compris entre l'endothélium aortique et les fibres musculaires cardiaques prouvent bien que ce n'est pas la pression du sang résultant de grands efforts qui a amené cette disposition sur la race ovis. Mais le mouflon, qui en est l'ancêtre, est un animal coureur. Les fibres musculaires cardiaques les plus périphériques sont longitudinales et s'insèrent sur un tendon formé par l'épanouissement de la partie élastique de la tunique moyenne de l'aorte.

Celles qui avoisinent l'endocarde sont coupées perpendiculairement à leur direction, et forment autour de l'orifice aortique, au-dessous des valvules, un sphincter analogue à celui de la veine cave. Il en existe un semblable pour l'artère pulmonaire. Les fibres musculaires lisses de l'endocarde sont plus nombreuses au point où commence la valvule ; elles forment de trois à cinq groupes circulaires rangés le long de la paroi cardiaque. Entre le cœur d'un côté, le tendon aortico-cardiaque de l'autre, le sinus de Valsalva, la base de la valvule et l'endocarde *s'étend un espace occupé par du tissu conjonctif, qui envoie deux prolongements, l'un dans la valvule jusqu'aux 2/3 de sa hauteur, l'autre sous l'endocarde ; celui-ci a une longueur de 13 ^{mm} en moyenne. Cet espace, sur une coupe longitudinale, se présente sous la forme d'un triangle ; en réalité, il fait circulairement tout le tour de l'aorte et est donc un angle dièdre à sinus inférieur muni vers l'endocarde de deux prolongements dont j'ai déjà parlé. La valvule elle-même est un long triangle dont le côté aortique est bosselé.*

Décrivons maintenant : 1° le tendon aortico-cardiaque ; 2° le sphincter aortique.

1° TENDON AORTICO-CARDIAQUE

Les anatomistes décrivent à la base du cœur un anneau fibreux aortique. Macroscopiquement la structure est telle, mais il est peut-être bon d'en donner une description succinte. A mesure que l'aorte approche du cœur, l'élément élastique prédomine de plus en plus. Et arrivées immédiatement au point d'insertion du cœur, les lames élastiques de la tunique moyenne ont pris un tel développement qu'elles ont débordé la tunique interne et entrent seules en connexion avec les fibres cardiaques. Sur une coupe longitudinale, on voit les travées larges et très régulières du tissu conjonctif interstitiel du tendon. Ces mailles se continuent avec le tissu cellulaire de la tunique interne de l'aorte, la tunique interne et la tunique moyenne finissant en forme de coin à ce niveau.

Le tendon est convexe en bas de sorte que les fibres cardiaques ne s'insèrent pas toutes au même niveau. De ce tendon, dont les cellules interstitielles forment vers le cœur des arcades convexes, partent deux expansions, l'une vers l'endocarde surtout élastique formant le plancher du triangle sous-valvulaire et la base de sustentation du sinus de Valsalva. L'autre, contourne les fibres cardiaques les plus périphériques et leur fournit une sorte de bracelet de renforcement qui, en les empêchant, au moment de leur contraction, de trop bomber en dehors, rend leur effort de propulsion du sang vers l'aorte plus efficace. De la surface convexe du tendon partent des sortes de dents conjonctivo-élastiques qui se placent entre les faisceaux primitifs cardiaques et l'union est ainsi plus solidement établie.

Origine du tendon. Nous avons déjà dit que les tuniques interne et moyenne s'arrêtaient au-dessus de l'espace sous-valvulaire. Mais les lames élastiques de la tunique moyenne se dégageant des fibres musculaires aortiques se prolongent vers le cœur et forment ainsi la charpente du tendon, tandis que la membrane limitante externe, se décomposant en quatre à cinq lames qui échangent de nombreuses anastomoses, forme la partie excentrique du tendon et l'expansion périphérique : le tissu conjonctif est fourni par la tunique externe de l'aorte. Cette région est irriguée par une branche capillaire assez volumineuse dépendant de la coronaire.

Cette continuité de tissus explique comment la dilatation de l'aorte coïncide souvent avec les péricardites rhumatismales. On peut trouver dans l'extension de la phlegmasie à cette région où passent les nerfs qui iront former les plexus ou ganglions cardiaques (suivant les animaux) des vives douleurs irradiées que l'on observe dans certaines péricardites ; mais nous reviendrons plus longuement sur ce sujet.

2º SPHINCTER AORTIQUE

Mouton. — Le mouton présente un cœur d'une régularité étonnante, et il est très facile d'y élucider des points d'anatomie dont les éléments atrophiés sont méconnaissables dans d'autres animaux; aussi le prendrons-nous pour type dans nos descriptions, rapportant à lui les points qui ailleurs nous sembleront dignes de remarque.

Au-dessous du triangle sous-valvulaire, l'endocarde présente dix à douze faisceaux de fibres musculaires lisses qui forment ainsi un notable épaississement destiné à servir la transition entre l'endocarde cardaque et l'endocarde valvulaire. On remarque en cette région quelques vaisseaux capillaires, artériels, veineux ou lymphatiques, mais comme ils appartiennent surtout au triangle sous-valvulaire, nous les décrirons lorsque nous traiterons ce chapitre. Vers la périphérie, on trouve un très gros faisceau de fibres musculaires cardiaques circulaires, disposées en forme de sphincter. Ces faisceaux sont visibles dans les différents animaux que nous avons examinés, mais d'une façon moins nette que sur le mouton; de même que sur le chien, les expansions du tendon aortico-cardiaque sont plus nettes que chez le mouton, par exemple. Ce sphincter ne saurait agir que hors du temps de contraction du muscle cardiaque, il se contracte donc pendant la diastole et contribue ainsi à rétrécir l'orifice aortique; il est mécaniquement dilaté chaque fois que se tendent les fibres longitudinales, c'est-à-dire chaque fois que le cœur se contracte.....

N. B. — Nous ne donnons pas ici la description de l'indocarde au niveau de la valvule. Ces points ne se rapportant en rien à notre sujet, seraient ici sans intérêt.

DIXIÈME LEÇON

DE LA

TUBERCULOSE ZOOGLÉIQUE

Messieurs,

Comme je vous l'ai déjà dit, Klebs (1), bien longtemps avant Koch, avait signalé dans les lésions tuberculeuses, un coccus qu'il avait appelé *monas tuberculosum* ; Aufrecht (2), Schüller (3), étaient arrivés à des résultats analogues. En France, Toussaint (4), dans plusieurs travaux et communications aux Sociétés savantes, disait avoir constamment trouvé des microcoques dans les lésions phymiques ; il avait cultivé ces microorganismes et les cultures en avaient été fécondes ; il avait même obtenu des inoculations en série, preuve incontestable de la spécificité du schizomycète qu'il avait découvert. La seule lacune de ses travaux est de n'avoir pas décrit de procédé de

(1) Klebs. *Loc. cit.*
(2) Aufrecht. *Loc. cit.*
(3) Schüller. *Loc. cit.* Pour plus de détails, voir la 7e leçon, p. 83 et suiv.
(4) Toussaint. Communications aux sociétés savantes.

coloration spécial. Cet expérimentateur de mérite est arrivé, avant Koch, à prouver l'origine parasitaire de la tuberculose.

Je ne veux, pour le moment, retenir de ces opinions que la divergence qu'elles marquent entre les différents auteurs qui se sont occupés de la question. Mais de même que l'on ne peut nier la spécificité du bacille de Koch; de même qu'il est impossible de ne pas accorder au coccus de Toussaint un rôle étiologique dans la tuberculose; de même aussi nous devons admettre, après les démonstrations de MM. Vignal et Malassez (5), que les zooglées qu'ils ont vues dans certaines lésions tuberculeuses sont vraiment phymatogènes. Ces trois microbes — dont l'action sur l'organisme se traduit par les mêmes manifestations morbides — appartiennent-ils au même type? Ne sont-ils que les transformations successives par lesquelles passe le bacille de la tuberculose? Nous ne pouvons actuellement répondre à ces questions; mais nous devons en préparer la solution pour l'étude approfondie de ces différentes formes.

Nous étudierons donc aujourd'hui, puisque nous connaissons suffisamment le bâtonnet de Koch, la formation en zooglée décrite par MM. Vignal et Malassez.

Ces expérimentateurs ont trouvé, dans un certain

---

(5) Voici énumérées par ordre de date les communications dans lesquelles MM. Vignal et Malassez exposent tout ce qui se rapporte à la tuberculose zoogléique :

MALASSEZ et VIGNAL. Communication à la société de Biologie du 18 avril 1883.

VIGNAL. *Ibid.*, les 12 et 26 mai 1883.

MALASSEZ et VIGNAL. *Ibid.*, le 16 juin 1883.

Voici maintenant les mémoires :

MALASSEZ et VIGNAL. Tuberculose zoogléique. (*Archives de Physiologie*, 3ᵉ série, II, 1883, p. 369-412, deux planches.)

Idem. (*Ibidem*, 3ᵉ série, IV, 1884, pag. 80 à 105, deux planches.)

nombre de cas de tuberculose, des schizomycètes en zooglée comprenant des micrococcus et des bâtonnets, dont ils ignorent la signification morphologique. Mais ces recherches présentent trop d'intérêt pour que nous ne nous les décrivions pas en détail.

On enleva, sur un malade du service de M. Lannelongue, deux heures après la mort, un tubercule cutané de la face externe de l'avant-bras. Cette néoformation portée pour examen au collège de France ne présenta à M. Malassez, malgré des recherches très approfondies, aucun bacille de Koch. Ce fait fut l'occasion d'une première série d'expériences et de recherches, que depuis lors M. Malassez a poursuivies avec la collaboration de M. Vignal.

Voici la technique qu'ils ont employée : le soin qu'ils y ont apporté est un sûr garant de l'authenticité des résultats.

La substance du tubercule, dont nous avons déjà parlé, broyée et étendue d'eau, est inoculée à des cobayes et des lapins. Ces animaux deviennent tuberculeux, mais dans les organes lésés on ne peut découvrir les bacilles. Cependant on constate la granulation grise caractéristique et toutes les productions macroscopiques caractéristiques de la tuberculose.

Au microscope. on voit que le centre des granulations est occupé par une formation particulière sur laquelle je reviendrai dans un instant.

D'autres animaux inoculés avec les mêmes produits virulents, devinrent également tuberculeux, les lésions du poumon et des séreuses étaient identiques aux précédentes ; mais à la sixième génération, subitement les bacilles apparaissaient. Au delà, ces schizomycètes devenaient de plus en plus nombreux dans les préparations.

Ainsi donc, pendant cinq générations successives, on avait obtenu une tuberculose non bacillaire qui, à la génération suivante, devenait tout à coup bacillaire. Cette tuberculose était caractérisée par la présence de la zooglée dans les nodules d'inoculation, et même, au milieu des tissus sains, où elle formait de vastes taches surtout très apparentes dans le péritoine Ces vastes taches, découvertes depuis longtemps et décrites par Ziegler (dans son *Traité d'anatomie pathologique*) comme le résultat de la dégénérescence colloïde des cellules, ont une coloration gris jaunâtre. Elles avaient été vues et vous les trouverez figurées dans le mémoire de Kiener (1) dont je vous ai parlé. Mais l'interprétation qu'il en avait donnée était identique à celle de Ziegler. Ces masses furent trouvées sensibles à l'action de l'hématoxyline. Or, rapporter l'opinion de Ziegler, c'est la réfuter par le fait même, puisque la matière cireuse ne se colore par aucun réactif.

Les plaques zoogléiques observées dans les épiploons et le mésentère sont en général ovales.

Elles sont situées dans l'épaisseur de la séreuse, entre les deux épithélium, comme cela est parfaitement visible sur les préparations à l'argent.

Autour d'une tache de dimensions moyennes, s'observent, répandues sans ordre, des taches plus petites qui forment, autour de celles-ci, comme un cercle de diffusion. Les nodules zoogléiques de la périphérie viennent par expansion de la néoformation centrale et propagent la lésion.

---

(1) KIENER. *Journal d'anatomie et de physiologie* de M. Robin.

Les zooglées se présentent donc comme des masses de dimensions et de forme variables, sphériques ou ovoïdes, bosselées et irrégulières. Elles ont un aspect granuleux; les bords sont tantôt distincts, tantôt flous. Elles mesurent de 100 à 150 μ., et à la périphérie on distingue parfois, comme sur la paroi des cavernes, la disposition en grains parallèles dont je vous ai parlé dans une précédente leçon.

Parmi les colorants à employer pour pousser plus avant l'étude de ces néoformations, l'hématoxyline paraît être particulièrement favorable à l'examen de la zooglée. Cependant elle se colore par la plupart des réactifs, sauf par l'Ehrlich vis-à-vis duquel elle reste indifférente. C'est ainsi que la purpurine la colore en rose, le picro-carmin en jaune, le brun de Bismarck en brun; enfin le violet de méthyle la colore en violet.

Mais ces zooglées, loin de fixer les couleurs comme le bacille de Koch, par exemple, se décolorent plus rapidement que les noyaux des cellules. Aussi convient-il, pour leur étude, de ne pas négliger certaines précautions.

Si, en effet, on ne tient pas compte de quelques particularités de technique que je vais vous indiquer, on n'arrive jamais à une coloration satisfaisante.

Voici, d'après M. Malassez la manière de procéder à l'examen :

Pour colorer, on se sert du bleu de méthylène que l'on prépare ainsi qu'il suit :

On prend 9 c.c. d'eau saturée d'huile d'aniline et soigneusement filtrée. On mélange avec 1 c. c. d'une solution concentrée de bleu de méthylene dans l'alcool absolu. La décoloration s'obtient par l'immersion de la préparation dans le liquide suivant :

Solution aqueuse à 2 o/o de carbonate de potasse. . 2 cc.
Alcool absolu . . . . 1 cc.

On doit se servir de ce décolorant avec prudence en gardant la proportion indiquée; MM. Malassez et Vignal l'ont choisi parce que, par son emploi, on obtient la décoloration très lentement et on peut l'arrêter au moment voulu. Ceci est une affaire de tâtonnement ou d'habitude, il n'y a pas de règle fixe à suivre.

On peut également employer un autre procédé, on mélange les éléments suivants :

Solution de carbonate de soude à 2 o/o. . . . . 10 cc.
Eau distillée saturée d'huile d'aniline. . . . . 5 cc.
Alcool absolu . . . . 3 cc.
Solution de bleu de méthylène (9 vol. d'eau et un
   volume d'une solution concentrée de bleu dans
   de l'alcool à 90°). 3 cc.

La préparation est laissée deux ou trois jours en contact avec ce liquide; puis on la déshydrate avec de l'alcool absolu contenant une légère proportion de bleu de mettus levé ou bien avec de l'essence de bergamotte.

Si on examine alors les préparations ainsi colorées à un grossissement puissant, avec l'objectif 10 à immersion de Verick, ou le n° 18 de Zeiss, on distingue des détails de structure fort intéressants.

La zooglée se trouve réduite en un nombre variable de chapelets formés par des microcoques, placés bout à bout, très fortement colorés, tandis que la substance intercellulaire qui les réunit reste à peu près insensible aux manipulations. Ces chapelets sont flexueux, enroulés dans les sens les plus divers, de telle sorte que la zooglée peut être comparée à une réunion de pelotons enchevêtrés les uns dans les autres.

Les microcoques qui forment ces pelotons ont, en général, de 0,6 µ à 1 µ de large, ils sont ou sphériques, ou étranglés en leur milieu. Ils se colorent plus ou moins bien, et on remarque des zooglées presque complètement indifférentes aux réactifs. Ces particularités encore inexpliquées doivent tenir certainement à l'âge des schizomycètes.

En résumé, pour MM. Vignal et Malassez, voici quelle serait la description complète des protoorganismes qu'ils ont observés :

1° Zooglées de grandes dimensions à pelotonnement serré; tantôt sensibles, tantôt indifférentes aux divers réactifs colorants, présentant souvent deux zônes, l'une active, adulte, l'autre déjà vieille et se fragmentant;

2° Chapelets en anses, en boucles, isolés ou réunis;

3° Chapelets courts, rectilignes, composés d'un nombre très restreint de microbes sphériques ou légèrement ovalaires et dont les dimensions varient de 0,6 µ de long à 0,3 µ de large.

Vous remarquez que si c'est un microcoque qui est la forme primordiale rudimentaire de la zooglée, si toutes les zooglées sont composées de microcoques, elles sont loin de se colorer toujours de la même façon et avec la même persistance. Il semble logique d'admettre que l'intensité de coloration est en raison directe de l'activité vitale ou schizomycète ; toutefois, aucune preuve irréfragable ne peut être donnée pour prouver cette opinion.

Un point tout aussi important à élucider serait le

suivant : pour quelles raisons et par suite de quelles transformations les microcoques de Malassez font-ils place aux bacilles de Koch? MM. Vignal et Malassez font deux hypothèses pour expliquer cette transmutation. Ou bien leurs liquides virulents contiennent les deux germes et alors celui dont l'évolution est la plus rapide se développe le premier et tue les animaux avant que le second ait eu le temps de se développer ; dans ce cas, les sujets en expérience meurent de tuberculose zoogléique. Mais en passant par plusieurs cultures ou plusieurs séries d'inoculations, cette puissance morbigène des microcoques s'affaiblit, la phtisie marche moins vite et le bacille de Koch, chauffé dans le premier cas, se développe maintenant et apparaît dans toutes les manifestations morbides.

On peut encore supposer que c'est par suite de négligences dans l'expérimentation, que les zooglées, éléments indifférents, sont venues obstruer le champ d'observation et cacher à des yeux inattentifs le bacille de Koch qui, s'il apparaît plus tard, existait dès le premier moment. Je crois qu'on peut s'en rapporter à la compétence de M. Malassez et j'estime comme peu sérieuse l'objection que je viens de formuler, faite par M. Marchand de Marbourg (1).

On peut aussi se demander si la zooglée de Vignal et Malassez n'est pas une forme préliminaire, comme préparatoire du bacille de Koch, un stade de développement incomplet qui, se trouvant dans des conditions propres, peut faire place à la forme adulte, au bâtonnet phymatogène. On aurait là quelque chose d'analogue à ce que Toussaint avait vu dans ses premières recherches. Mais ce ne sont là que des hypothèses.

---

(1) MARCHAND. *Deutsche méd. Woch.*, 3 janvier 1884, pag. 8 et suiv.

Il est établi que les organismes de Toussaint, le bacille de Koch et la zooglée de Malassez (1) peuvent être le substratum constant, l'élément nécessaire et virulent d'une maladie unique, la tuberculose. Toutes les autres questions sont encore pendantes, et, comme le font remarquer, avec justesse, MM. Vignal et Malassez, essayer de conclure maintenant, serait amlaisé.

On est, pour le moment, uniciste en tuberculose. Actuellement nous savons qu'une seule condition nous paraît pathognomonique : c'est la présence, dans les nodules et les néoformations spécifiques, du bâtonnet de Koch, jointe à la virulence résistante des produits. Or, voici des lésions virulentes, inoculables en série, dans lesquelles nous ne voyons pas le microbe phymatogène, que conclure ? Rien si ce n'est que pour asseoir la doctrine, de nouvelles recherches sont indispensables.

En résumé, Messieurs, on a jusqu'ici trouvé dans la tuberculose vraie, infectieuse et inoculable en série, trois sortes de schizomycètes :

1° Les microcoques d'Aufrecht, de Toussaint et de Klebs ;

2° La zooglée tantôt purement et exclusivement composée d'éléments sphériques, tantôt composée en proportions variables de coccus et de bâtonnets ;

3° Le bacille de Koch.

Si nous ajoutons que les recherches de Toussaint ont été malheureusement trop tôt interrompues ; que les observations de Malassez et Vignal ont montré que la zooglée cessait à la cinquième ou sixième

(1) M. Malassez nous a communiqué une observation de M. Nocard, confirmative de ses premières recherches. Le professeur d'Alfort a vu la zooglée dans le sang et les muscles d'une poule tuberculeuse.

inoculation : il ne reste, comme élément fixe, constant, que le bâtonnet décrit par Koch.

C'est donc, pour le moment, lui seul qu'il faut, sans restrictions, admettre comme microbe phymatogène. A l'avenir de nous apprendre quelle importance et quelle signification ont les autres éléments parasitaires dont nous venons de parler.

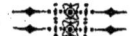

ONZIÈME LEÇON

SCROFULOSE & TUBERCULOSE

Messieurs,

La scrofulose et la tuberculose sont-elles des degrés d'un même processus? ou bien, constituent-elles deux entités morbides distinctes? Possèdent-elles un élément anatomique constant et pathognomonique, commun à toutes les deux ou spécial à chacune d'elles, capable, soit d'expliquer leurs rapports, soit de les différencier nettement? Ou bien, est-il encore impossible, dans l'état actuel de la science, de se prononcer d'une façon catégorique? Voilà autant de questions que les recherches microbiennes ont ravivées, qui sont à l'ordre du jour et qu'il est indispensable d'élucider. J'ai l'intention de vous exposer aujourd'hui l'état de nos connaissances sur ce sujet et de tâcher de vous donner quelques notions précises sur une question essentiellement controversée. Ne vous attendez point cependant à des conclusions formelles, car je ne crois pas qu'on puisse maintenant en formuler, et je pense qu'il vaut mieux s'abstenir que d'essayer de bâtir des théories mal assises. Chercher à les établir avec des idées incomplètes, c'est se donner une fausse sécurité et se priver volontairement des progrès possibles, désirables, et, ajoutons-le, bien nécessaires.

Depuis la découverte du bacille de Koch, certains esprits, plus brillants que justes, ont cru que tous les problèmes se rapportant à la tuberculose se trouvaient par cela même définitivement résolus. Et l'on a pu voir des professeurs éminents comme M. Germain Sée (1), après avoir affirmé que partout où on trouvait le bacille il y avait tuberculose, enseigner, avec un exclusivisme qu'il serait dangereux d'imiter, que la présence seule des bacilles pouvait faire poser le diagnostic de tuberculose d'une façon indiscutable. En d'autres termes, pour un certain nombre de personnes, il y aurait tuberculose chaque fois que l'on verrait le bacille, et jamais dans les cas contraires. Or, Messieurs, vous savez que si voir le bacille est une preuve péremptoire, ne pas le trouver ne signifie rien ; il est des lésions que tout le monde reconnaît tuberculeuses, dans lesquelles on ne trouve que peu ou point de bacilles. Je n'insiste pas, nous aurons l'occasion de revenir sur cette question dans un prochain entretien.

D'un autre côté, par une exagération en sens inverse, d'autres pathologistes, considérant que certains produits morbides, dans lesquels il avait été impossible de découvrir les traces du microbe, avaient donné la tuberculose, ont nié la spécificité du bacille, rejeté les conclusions des expérimentateurs, et la querelle est loin d'être apaisée. Il faut avouer aussi que toutes les preuves indispensables de la spécificité du bacille de Koch n'ont pas été données. La discussion est ouverte et nous sommes encore très loin d'une conclusion.

En face d'assertions aussi contradictoires, nous

---

(1) Sée. *Phthisie bacillaire*.

devons, laissant de côté toute idée préconçue, chercher la vérité parmi les diverses théories. Mais la question est tellement importante, que je ne puis me dispenser de vous donner, au moins très brièvement, un résumé historique des principaux travaux parus sur ce sujet.

Jusqu'au siècle dernier, c'est-à-dire, jusqu'au moment où Morton (1) et Baillie (2), différencièrent, pour la première fois, les deux affections, la strume a occupé la plus grande part dans le cadre nosologique que nous avons plus tard divisé en scrofule et tuberculose. Hippocrate (3) et Galien (4), qui observèrent l'adénite cervicale, la décrivirent comme un amas de matière pituiteuse froide. Vous savez tous le rôle immense que jouaient dans la pathologie hippocratique, galénique et arabiste, la pituite et ses succédanés, les humeurs peccantes depuis si agréablement raillées par Molière. Celse ne modifia guère les doctrines qu'on lui avait transmises. Toutefois, il paraît avoir été plus loin que ses devanciers, et, bien que suivant leurs errements, il a eu le mérite d'ouvrir des ganglions strumeux et de déclarer qu'ils contenaient des concrétions sanguines et purulentes (probablement la gangue conjonctive sphacélée du ganglion). Fernel et Baillon (5) se contentent de rééditer l'étiologie précédemment admise, mais décrivent mieux les lésions et semblent apercevoir les relations des strumes avec les φύματα.

Aselli, tout entier à ses études sur les lymphati-

---

(1) Morton. *De la Phthisie*.
(2) Baillie. *Opera passim* (1881).
(3) Hippocrate. *De glandulis aphorisma et passim*.
(4) Galien. *Comment. méth. médic.*
(5) Fernel et Baillon. *Opera passim*.

ques, crut trouver, dans la perversion de la lymphe, la raison des troubles causés par la scrofulose, comme s'il eût voulu créer d'un seul coup la pathologie d'un système anatomique dont il venait de décrire la structure.

Bonnet, Astruc, Morgagni (1), adoptèrent, avec des modifications de détail, les idées d'Aselli.

Mais ne vous étonnez pas d'idées pareilles, nous allons trouver encore des conceptions plus extraordinaires : Warton en arrive à accuser la rétention du sperme de l'explosion de la scrofule, et cela pour la seule raison que les manifestations strumeuses sont surtout nombreuses et bruyantes à l'époque de la puberté. Nous ne nous arrêterons pas à discuter cette opinion. Puis la pathologie changeant, les doctrines se transforment aussi, et pour de Vilars, c'est la syphilis qui produit les écrouelles, comme pour d'autres, c'est le mercure.

Enfin, en 1749, l'Académie de Chirurgie donne comme sujet de concours : *Des adénites scrofuleuses et de la nature de la scrofule.* A son appel, Faure, Charmeton, Bordeu, répondent en envoyant trois mémoires consciencieux, et de réelle valeur, dont le meilleur est celui de Bordeu. Nous n'avons guère à retenir, comme particulièrement intéressante pour nous, que la conclusion relative à la contagiosité des lésions strumeuses, bien hasardée pour l'époque à laquelle elle fut émise. Est-ce à dire que cette conclusion encore discutée de nos jours pour les scrofules et admise depuis bien peu de temps pour le tubercule, soit une vue de génie comparable à la découverte contemporaine de Villemin ? Non, Messieurs, assurément, Bordeu n'avait pas énoncé là une de ces

---

(1) *Opera passim.*

vérités étouffées par les théories régnantes au moment de leur éclosion, qui ne sont admises que bien des années après, alors que des travaux nombreux, les progrès inséparables du cours des ans, ont assez ouvert les esprits pour les comprendre, les admettre et se les assimiler. Ce qu'il avait vu de contagieux dans la strume, n'était pas la strume elle-même, mais des lésions analogues qu'il qualifiait ainsi, n'ayant pas, au moment où il écrivait, d'autres termes pour les désigner.

Six ans plus tard, Lalouette (1), en 1751, étudie l'adénite trachéo-bronchique, et en établit la symptomatologie aussi nettement qu'il le pouvait. Il fait remarquer que si l'adénite cervicale est ainsi fréquente dans la strume, c'est que c'est à la tête (impétigo, eczéma du cuir chevelu), à la face (croûtes laiteuses, excoriations diverses, fissures des lèvres, etc.), au pharynx (amygdalites ulcéreuses, angines à répétition), c'est-à-dire dans le vaste territoire que drainent les lymphatiques du cou, que se localisent de préférence les lésions initiales et persistantes de la scrofule dans le jeune âge.

Sans nous attacher à énumérer tous les travaux, sans compter tous les traités classiques et des mémoires, qui, fort nombreux, ne donneraient rien de rigoureux, d'exact, et encombreraient outre mesure l'historique que je puis vous faire, arrivons au mémoire de MM. Chauffard et Gombauld (2), lu le 21 août 1884 à la Société médicale des hôpitaux, à celui de Grancher (3), publié dans l'*Union médicale* de 1884, et à

---

(1) LALOUETTE. *De la nature des glandes scrofuleuses*, 1751.
(2) CHAUFFARD et GOMBAULD. *Bulletin de la société médicale des Hôpitaux*.
(3) GRANCHER. Rapport de la scrofule et de la tuberculose (*Union Médicale*, page 303).
Idem. Article SCROFULE du *Dictionnaire Encyclopédique*.

la note de M. Arloing (1) à l'Académie des Sciences, datant de la même année. Je n'ai pas la prétention de croire vous avoir donné un résumé de tous les travaux parus, mais j'estime qu'en lisant ceux que je vous cite, vous aurez de la question un exposé suffisant.

Actuellement, pour chercher la caractéristique de la tuberculose, malgré le bacille, malgré la zooglée, malgré la perfection de nos moyens d'investigation microscopique, nous en sommes réduits à n'accepter pour critérium que l'*inoculabilité persistante*, c'est-à-dire la transmissibilité indéfinie soit nosologique, soit expérimentale du germe de la scrofule et de celui de la tuberculose.

Je n'ai pas à insister maintenant sur l'inoculabilité du bacille de Koch qui fera le sujet de notre prochain entretien ; mais, je suis forcé de vous donner, quant à la transmissibilité et à l'inoculabilité de la scrofule, toutes les pièces du procès. En effet, comme nous le verrons par la suite, que l'on trouve le bacille, ou qu'on ne le trouve pas, les inoculations peuvent être affirmatives. Que devient donc alors le bacille qui devait être constant, pathognomonique, causant seul la maladie et susceptible de la reproduire à lui seul ? Il existe nécessairement un microorganisme tuberculogène, mais est-ce le bacille de Koch, et le bacille de Koch n'est-il que l'une de ses formes ? Je ne crois pas que dans l'état actuel de nos connaissances on puisse répondre catégoriquement à cette question. Quoi qu'il en soit, même sans bacilles, la virulence des produits peut être indiscutable et for-

---

(3) ARLOING. Nouvelles expériences comparatives sur l'inoculabilité de la tuberculose et de la scrofule de l'homme aux lapins et aux cobayes (*Compte-rendu de l'Acad. des Sciences*, 20 oct. 1884).

melle, et si, en inoculant les détritus strumeux, nous arrivons à toujours reproduire ou la scrofule ou sa congénère plus élevée en série, la tuberculose, nous devons forcément admettre l'identité de ces deux diathèses.

Mais réaliserons-nous ces conditions ? C'est ce que nous allons voir.

Il semble souvent, dans la pratique, et plusieurs auteurs se sont prononcés dans ce sens, que la scrofule ne soit que le premier degré de la tuberculose, l'acheminement plus ou moins direct vers cette affection. La contagiosité des manifestations strumeuses, signalée par Hippocrate et Arétée, a même reçu une consécration officielle, il y a bien longtemps. On est très surpris de voir cette idée de contagion, que l'on s'est accoutumé à regarder comme toute récente, régner généralement en France au xvie siècle et provoquer même un édit du Parlement, datant de 1578, signalant, d'après l'avis conforme du corps médical, les dangers de la cohabitation avec les personnes atteintes d'humeurs froides.

Les concurrents de 1749, dont je vous parlais il n'y a qu'un instant, conclurent, eux aussi, à la possibilité de la transmission de la scrofule, et Charmeton admit, non seulement la contagion résultant d'un contact prolongé, de la fréquentation intime ou bien des relations journalières, mais même la contagion à distance. Pinel, Alibert, Hallé, Richerand acceptèrent les mêmes idées.

Ce n'est que dix ans après que Hébréard, Kortum et Lepelletier tentèrent de donner de cette théorie de la contagion une démonstration scientifique. Dans ce but, on institua des expériences qui furent faites, il faut le constater, avec peu de rigueur. Voici en quoi elles consistèrent : Hébréard prit des croûtes d'impétigo chez des enfants scrofuleux, et en frotta des plaies vives.

Cette expérience, qui devait, cent vingt-cinq ans plus tard, c'est-à-dire en 1884, être répétée dans ses conditions essentielles par M. Grancher, ne donna aucun résultat. Et ceci se comprend sans peine. De quoi se composent anatomiquement les croûtes? de quelques globules purulents, de poussière et d'un peu de fibrine : rien là qui puisse être un agent de contamination. Alors même que les croûtes contiendraient des microbes, ils seraient atténués par une suroxygénation énergique. N'a-t-on pas pu vacciner, donner des varioles atténuées avec des croûtes introduites dans le nez, *inoculer*, comme on disait (1)?

Aussi, voyons-nous M. Grancher expérimentant les croûtes conclure à leur innocuité absolue. D'autre part, avons-nous dit, ces croûtes étaient déposées sur des plaies vives. Mais on sait que toute plaie qui suppure est entourée et constituée par une zone vasculaire qui la défend des agents extérieurs et qui rend à son niveau l'absorption des virus presque impossible. Ce qui eût été plus probant, c'est l'inoculation dans le tissu cellulaire des gouttelettes de pus que l'on trouve sous la croûte ; malheureusement, cette expérience n'a pas été faite.

Devons-nous pour cela rejeter l'idée de contagion? pas le moins du monde, et il faut scrupuleusement surveiller les enfants, car chez eux cette inoculation est beaucoup plus facile que chez l'adulte. En effet, il n'est pas de terrain plus propice pour une culture quelconque. Le travail auquel se livre

(1) Procédé chinois.

l'organisme au début de la vie laisse la porte ouverte à tout germe qui veut s'introduire.

Nous constatons la même réceptivité morbide dans les races vierges de tout acclimatement, qui se trouvent sans défense contre la scrofule et la tuberculose. Il est surprenant de constater les ravages que font ces deux diathèses lorsqu'elles pénètrent pour la première fois dans un pays. On en a vu notamment un exemple frappant dans le fait suivant (1). Les Anglais ayant envoyé pour évangéliser les Fuégiens des missionnaires méthodistes, il se rencontra parmi ceux-ci deux tuberculeux. Leur maladie se communiqua très rapidement aux naturels du pays et causa la mort d'un très grand nombre. Aussi les Fuégiens redoutent-ils par-dessus tout le contact des Européens, et fuient-ils dès qu'ils entendent seulement un étranger tousser. Le même fait a été constaté par Crevaux sur les bords du Maragnon.

La contagion est-elle aussi frappante pour la scrofule? Non, certainement. Ne voyons-nous pas des individus résister très bien sans généralisation à l'infiltration strumeuse du ganglion? Combien n'y a-t-il pas de gens, de la classe aisée surtout, qui, avec des cicatrices cervicales, gardent une santé très satisfaisante? Le tubercule, lui aussi, guérit parfois, mais combien plus rarement que les ganglions strumeux! Il y a là, au point de vue nosologique et clinique, des différences dont il faut tenir compte. Voyons si le bacille de Koch se trouve d'une façon appréciable dans la plupart des lésions strumeuses.

Parmi les lésions strumeuses, les plus répandues sont l'impétigo et l'adénite cervicale : quelques re-

(1) Cité par VALLIN dans l'article sur l'inoculabilité et la prophylaxie de la tuberculose paru dans le *Bulletin de la Société médicale des hôpitaux*.

cherches qu'on ait faites, on n'a pu découvrir le bacille de Koch dans l'impétigo.

Dans l'adénite cervicale strumeuse, l'examen microscopique révèle assez souvent l'existence du microbe et les strumeux du cou deviennent souvent tuberculeux. Mais il est aussi une autre affection qui paraît commune aux scrofuleux, aux syphilitiques et aux tuberculeux, je veux parler du lupus.

On a trouvé le bacille de la tuberculose dans le lupus (1); mais il ne s'ensuit pas que le lupus soit toujours tuberculeux, car les inoculations sont loin d'avoir réussi dans une proportion suffisante; et, de ce qu'il ait été constaté chez un tuberculeux, il ne faudrait pas en conclure qu'il doive être considéré comme tuberculeux. C'est là un fait sur lequel je ne saurais trop insister, car le pronostic, autant que le traitement, s'y trouvent engagés. Un tuberculeux peut avoir un lupus syphilitique, une adénite cervicale syphilitique; et réciproquement, un syphilitique peut avoir du lupus tuberculeux. Je vous citerai entre mille un cas que j'ai pu observer directement : Une dame syphilitique avérée est atteinte d'un lupus. Ricord, consulté, ordonne le traitement spécifique qui, après deux ans, ne donne aucun résultat. Je lui ai fait le traitement banal du lupus tuberculeux, c'est-à-dire grattage, raclage et cautérisations; au bout de très peu de temps, j'ai obtenu une guérison complète.

Mais je reviens à mon sujet et je conclus : entre les lésions scrofuleuses et tuberculeuses, le diagnostic n'est pas toujours possible au point de vue histologique, il n'est même pas assuré par l'absence du bacille de Koch ou de la zooglée de Malassez, puisque, ainsi

---

(1) DOUTRELEPONT. Zur Therapie des Lupus (*Monatshefte für praktische Dermatologie* (1884).

que je m'en vais vous le dire bientôt, des produits morbides, dans lesquels on ne peut établir la présence du microbe, donnent en inoculation de la tuberculose.

Quel est donc le critérium qui permet de faire un diagnostic certain ? Ce n'est ni la symptomatologie, ni l'examen histologique, ni l'examen microscopique, ce sont les inoculations en série. Il est pour moi incontestable qu'un produit qui, inoculé, donne de la tuberculose est tuberculeux, tandis qu'il n'est rien moins que démontré qu'un produit ne contenant ni bacilles, ni zooglée, puisse être déclaré non tuberculeux. C'est là, la doctrine de M. Hippolyte Martin et c'est celle que j'accepte sans réserves.

C'est donc à l'expérimentation que nous devons recourir pour connaître les relations qui existent entre la scrofule et la tuberculose : ce n'est que par elle que nous pourrons arriver à acquérir sur la matière des idées nettes, assembler des faits précis, en nombre suffisant pour asseoir définitivement une théorie.

Certes, il faut reconnaître qu'il y a encore beaucoup à faire dans cette voie, mais il y a des expériences bien menées, faites par des hommes dont le nom seul est une garantie, expériences que je vais vous résumer en quelques mots.

En 1884, M. Grancher a pris du pus d'un abcès froid du coude et a inoculé des lapins : ils sont tous devenus tuberculeux. Chez tous on a trouvé des bacilles qui, inoculés, ont reproduit la tuberculose.

Du pus d'une adénite caséeuse sous-maxiliaire inoculé à treize lapins a donné treize résultats positifs.

Il en a été de même avec du pus de gomme scrofuleuse, de spina ventosa du pouce, d'abcès froids divers, etc. Toujours M. Grancher a eu des résultats positifs.

Mais il n'a obtenu presque que des résultats négatifs en opérant avec des croûtes d'impétigo ou du pus provenant de lésions légères de scrofule. Il a eu sur 22 cas, 20 résultats négatifs et 2 seulement positifs.

De cette série d'expériences, M. Grancher conclut : *les lésions scrofuleuses graves sont tuberculeuses, les lésions scrofuleuses légères ne le sont pas.*

Ces conclusions me semblent hasardées. Il est bien difficile qu'une maladie ne soit virulente qu'à un certain degré. Toutefois, si M. Grancher n'a pas obtenu de résultats, c'est probablement parce que le liquide clair des lésions humides légères de la scrofule avec lequel il a opéré, est un liquide très atténué qui ne contient pas suffisamment de bacilles pour vaincre la résistance qu'oppose à son action l'énergie vitale des cellules de l'animal inoculé.

A la fin de l'année dernière (20 décembre 1884), M. Arloing communiqua à l'Académie des sciences une note intitulée : *Nouvelles expériences comparatives sur l'inoculabilité de la scrofule et de la tuberculose de l'homme, du lapin et du cobaye.* Cette note relate, ainsi que le titre l'indique, un certain nombre d'expériences dont je vais vous donner l'analyse.

M. Arloing prend un ganglion strumeux extirpé du cou chez un homme qui ne présentait pas de signes cliniquement appréciables de tuberculose. Ce ganglion est broyé, dissout dans de l'eau et filtré sur du papier et non sur du plâtre qui, vous le savez, arrête les microbes au passage. M. Arloing prend, d'autre part, de la matière tuberculeuse du poumon et lui fait subir les mêmes manipulations.

Deux gouttes du résidu tuberculeux sont injectées dans le péritoine ou sous la peau de lapins et de cobayes. Toutes ces inoculations donnent des résultats positifs.

Avec deux gouttes du résidu du ganglion strumeux qu'il inocule à dix lapins et à dix cobayes, il rend les dix cobayes tuberculeux, tandis qu'il ne produit chez les lapins aucune lésion.

Une deuxième série d'expériences avec le même produit lui donne des résultats analogues : six cobayes deviennent tuberculeux, six lapins restent indemnes.

M. Arloing, dans une autre partie de sa note, cite le cas d'une femme ne présentant aucune présomption de tuberculose, chez laquelle on a enlevé un ganglion strumeux du cou, qui, traité comme précédemment, a tué lapins et cobayes. La malade est morte, trois semaines après l'opération, enlevée par la tuberculose aiguë.

De ces faits, il conclut qu'il y a deux virus, pour la scrofule et la tuberculose, ou bien qu'il n'y a qu'un seul virus agissant dans deux sens différents.

Il est impossible de s'en tenir à ces conclusions, parce que, outre qu'elles n'apportent aucune solution au problème, elles ne découlent pas nécessairement des faits observés ; cependant, il faut garder souvenir des faits tout en abandonnant l'explication, si on le juge légitime.

Messieurs, il me semble que de tout ce que je viens de vous dire, la formule que je vous indiquais tout à l'heure : la scrofule peut être une tuberculose locale, mais ne l'est pas toujours, se déduit assez logiquement. Je m'explique : nous appelons strumeux, des ganglions dans lesquels on trouve le bacille de Koch et aussi certains où nous ne le voyons pas ; nous appelons strumeux, des ganglions sans bacilles tuberculogènes, les uns virulents inoculables en série, d'autres qui ne le sont pas ; et pour distinguer ces ganglions les uns des autres, au point de vue clinique, le plus important de tous, nous n'avons pas de critérium.

Comment donc juger la question, soit dans le sens de l'unité, soit dans le sens de la dualité des germes? Peut-on penser que le bacille *existe toujours* et que quand nous ne le voyons pas, ce n'est que par dilution trop grande du liquide d'examen, ou pauvreté inusitée du tissu morbide? Un fait frappe tout d'abord lorsqu'on examine au microscope des tubercules, c'est le nombre relativement restreint des micro organismes. Comparez une préparation d'un liquide peuplé de bactéries quelconques, et un liquide contenant des bacilles de Koch, et vous constaterez que, si le champ de la préparation est pour ainsi dire couvert dans le premier cas, on ne trouve que quatre ou cinq schizomycètes dans le second. Etendez de quinze fois son volume d'eau le liquide dans lequel vous avez vu nettement le bacille et sur quarante préparations vous ne le trouverez pas une seule fois. C'est donc, je le répète, aux inoculations qu'il convient d'avoir recours pour établir la nature tuberculeuse d'un produit quelconque.

Cela est si vrai que MM. Gombault et Chauffard (1) n'ont jamais trouvé le bacille de Koch dans les épanchements pleuraux, péritonéaux ou articulaires chez les sujets nettement tuberculeux. Voici du reste les résultats contenus dans le travail qu'ils ont communi-

(1) *Loco cit.*

qué, le 20 août 1884, à la Société Médicale des Hôpitaux.

Avec le liquide de vingt ponctions thoraciques et d'une ponction abdominale faites sur vingt-un malades, ils ont inoculé vingt-trois cobayes ; quatre ont succombé très rapidement à la septicémie ; dix ont eu de la tuberculose, neuf n'ont rien eu.

Je n'affirmerai pas que sur les dix liquides expérimentés il y en eût dix virulents, et cela parce que MM. Gombault et Chauffard n'ont pas fait des inoculations en série.

Lorsque Villemin découvrit par ce procédé la nature virulente de la tuberculose, on lui a objecté que du poivre injecté dans le péritoine d'un lapin déterminait de la tuberculose comme les crachats dont il se servait pour ses inoculations. Mais des deux tuberculoses ainsi obtenues, l'une, la première, était virulente, c'est-à-dire transmissible à d'autres animaux ; l'autre, la seconde, ne pouvait être reproduite. Il y avait là ce que Hippolyte Martin a appelé la pseudo-tuberculose et dont il a établi l'existence par le raisonnement suivant : avec une matière virulente, on doit indéfiniment reproduire la maladie primitive, en donnant au virus un terrain favorable. Or il y a des tuberculoses qui, mises dans les conditions les meilleures pour se propager, ne se prêtent pas à des inoculations en série : ce sont donc de fausses tuberculoses, des lésions anatomiques ressemblant à la tuberculose, mais en étant éloignées de toute la distance qui sépare un processus banal d'un processus spécifique.

Nous en arrivons donc, Messieurs, après bien des travaux faits sur cette question si importante de la tuberculose, à presque autant d'obscurité qu'il y en avait avant la découverte du bacille de Koch. L'étude est difficile, mais les matériaux ne manquent pas ; c'est à nous de chercher et nous pouvons espérer d'arriver avant peu à des connaissances mieux établies.

Messieurs, si je devais résumer la leçon d'aujourd'hui en quelques propositions et vous donner des conclusions formelles, je les formulerai ainsi :

1º Les lésions anatomiques de la scrofule et de la tuberculose, abstraction faite du bacille et de la viruleuse, sont identiques ;

2º Le bacille de Koch et la zooglée de Malassez se trouvent d'une façon très irrégulière dans les produits strumeux ou même tuberculeux ;

3º Il est certain que du pus qui donne de la tuberculose est tuberculeux, si la tuberculose ainsi produite est transmissible par inoculations successives à plusieurs générations ;

4º Nous englobons sous le nom de scrofule des processus pathologiques différents, dont les uns ont pour substratum pathognomomique le virus tuberculeux dont les autres sont dépourvus. Il faut donc ne pas chercher les relations possibles ou existantes de la tuberculose ou de la scrofulose avant d'avoir établi d'une façon indiscutable le diagnostic entre les tuberculoses locales et les pseudo-tuberculoses locales, entre les tuberculides et les scrofulides ;

5º Il peut y avoir de la tuberculose locale chez des individus non tuberculeux, d'où le précepte d'opérer et d'agir sur le foyer virulent, malgré même les cas défavorables, lorsqu'il n'y a pas de manifestations générales ;

6º Il n'existe, *au moins pour le moment,* qu'un seul caractère pathognomonique de la tuberculose vraie, c'est l'inoculation en série.

Je regrette profondément, Messieurs, de m'en tenir à des propositions pareilles, qui ne font qu'affirmer l'incertain de notre pauvre science médicale. Mais, en vérité, vaut-il mieux formuler des conclusions strictes, mais erronnées, que de déclarer franchement son ignorance? Le sage n'a-t-il pas dit : « Alors qu'on a tout tenté pour apprendre, avouer qu'on ne sait rien c'est le meilleur. » Au reste, ce n'est pas d'aujourd'hui que, sur des bases mal assises, on bâtit des théories toujours chancelantes, acceptées et renversées tour à tour. Nous attendrons donc de bien savoir la scrofulose pour déterminer quels rapports l'unissent à la tuberculose.

DOUZIÈME LEÇON

INOCULABILITÉ ET PROPHYLAXIE

DE LA TUBERCULOSE

Messieurs,

En 1865, Villemin (1) prit le contenu d'un ganglion caséeux sous-maxillaire, le broya et le fit dissoudre dans de l'eau. Avec cette eau il fit une injection dans le tissu cellulaire d'un lapin : au bout d'un certain nombre de jours, l'animal présenta des signes évidents de lésions tuberculeuses que l'on retrouva à l'autopsie.

Cette expérience si simple, faite à un moment où l'idée de la contagiosité de la tuberculose était rejetée d'une façon presque universelle, eut un énorme retentissement ; et malgré les contestations nombreuses auxquelles il donna lieu (2), le fait resta acquis à la science. De là à la théorie parasitaire de la tuberculose il n'y avait qu'un pas.

Ce pas fut ainsi que je vous l'ai dit franchi par

(1) Villemin. Communications aux Sociétés savantes, 1865-1868.
(2) Conheim. Loc. cit.

Toussaint d'abord, Klebs, puis enfin par Koch. Il démontrèrent dans les produits tuberculeux la présence d'un élément inférieur spécial et établirent, par une série d'inoculations, l'importance du rôle que le bacille jouait dans l'étiologie de la tuberculose.

Mais le virus tuberculogène, ne pénètre pas, au moins dans le plus grand nombre des cas, par la voie hypodermique, comme dans les expériences de Villemin et de Koch : il fallait trouver une autre méthode d'inoculation se rapprochant le plus possible du mode d'introduction probable du bacille dans l'économie.

Deux voies paraissaient plus particulièrement ouvertes : l'arbre respiratoire et le tube digestif ; les recherches furent donc immédiatement dirigées dans ce sens.

MM. Villemin et Tappeiner (1) firent dessécher sur des assiettes en porcelaine des crachats de tuberculeux qu'ensuite ils effritèrent. La poussière ainsi obtenue fut répandue sur de la ouate que piétinaient des cobayes : au bout de très peu de temps tous les animaux étaient devenus tuberculeux.

Koch (2) réalisa plus tard une expérience analogue : des inhalations d'eau contenant des bacilles faites à des lapins, lui donnèrent des résultats positifs.

Weichselbaum (3) faisait respirer à des cobayes des crachats de tuberculeux ; et, chose curieuse, cela suffisait pour les tuer en moins de vingt-quatre heures.

Une communication intéressante de Giboux (4),

---

(1) VILLEMIN et TAPPEINER. Cités dans le rapport de M. Vallin à la Société méd. des hôpitaux, 11 juin 1884.
(2) KOCH. Loc. cit.
(3) WEICHSELBAUM. Centralblatt f. med. Wiss., 13 mai 1882, page 340.
(4) GIBOUX. Comptes rendus de l'Académie des sciences, 22 mai 1882, page 1391.

faite à l'Académie de Médecine en 1882, relate une expérience encore plus concluante. Giboux faisait faire des séances de spirométrie à des phthisiques : après ces séances, il enfermait des lapins dans la chambre où avaient séjourné les tuberculeux. Les animaux respiraient ainsi le même air que les phthisiques qui avaient servi à l'expérience. Tous les animaux expérimentés devinrent tuberculeux.

Johne (1), Bouley (2), etc., rapportent des faits analogues dans le détail desquels je n'entrerai pas : la plupart du reste ont porté toute leur attention sur les inoculations par le tube digestif. Les recherches sont, en effet, plus dignes d'intérêt et cela pour les raisons que voici : d'abord les résultats en sont controversés; ensuite ces expériences touchent aux questions les plus importantes de l'alimentation et de l'hygiène.

Villemin (3) faisait manger à des animaux des produits tuberculeux et obtenait ainsi chez eux de la tuberculose. — Vous vous souvenez que Koch (4), ayant répété la même expérience, n'avait rien pu obtenir.

Chauveau, Saint-Cyr, Gerlach, Bollinger entreprirent des expériences analogues et eurent des résultats positifs.

Toussaint prit des fragments de muscles provenant d'une vache atteinte de pommelière ; il en exprima le suc, l'inocula à des lapins, et obtint une tuberculose qui devint le point de départ d'inoculations en série.

(1) JOHNE. *Deutsch. Zeitschr. f. Thiermed.* 1883, t. IX p. 32.
(2) BOULEY. La nature vivante de la contagion (*Contagiosité de la tuberculose*, Paris, 1884).
(3) VILLEMIN. De la propagation de la phtisie (*Gazette hebdomadaire*, 1869).
(4) KOCH. V. la 7ᵉ leçon.

Pour apprécier même l'influence d'une température assez élevée, le même auteur prit des tranches de viande chez une vache phtisique, les fit griller au point que l'on fait en général cuire les beafsteacks, de façon que la partie centrale atteignit et se mantînt à 52 ou 55 degrés. Puis, il fit manger cette viande. à des animaux ; il en fit devenir un grand nombre tuberculeux.

Après la viande, le lait. Là, les opinions sont encore plus partagées. La tuberculose peut-elle se transmettre par le lait ? ceci revient à dire : 1° le lait tuberculeux peut-il transmettre la tuberculose ? 2° le lait d'une vache tuberculeuse est-il tuberculeux sans qu'il y ait tuberculose mammaire ?

Pour répondre à la première question, M. Hippolyte Martin (1) a fait prendre, dans différents endroits de Paris, une certaine quantité de ce lait que des marchandes vendent le matin aux ouvriers dans les quartiers populeux. Avec ce lait, il a inoculé des animaux qui sont devenus tuberculeux.

Gerlach, Böllinger, etc., admettent la spécificité du lait.

Mais comment le lait est-il tuberculeux ; est-ce parce qu'il contient des bacilles, ou est-ce pour une autre raison.

M. May (2), dans une monographie intéressante publiée en 1883 dans les *Archives d'hygiène*, prétend qu'il n'y a transmission de la tuberculose par le lait que si l'on observe des lésions tuberculeuses des mammelles dans les cas de pommelière. La pommelière de la vache est la tuberculose des bêtes à cornes, c'est

---

(1) Hippolyte Martin. *Rev. de Médec.*, 1883.
(2) May. Ueber der Infectiosität der Milch perlsüchtiger Lüle (*Arch. f. Hygien*, 1883, page 121).

donc une maladie locale à diffusion et non une maladie générale d'emblée. Les faits de contagion par ulcérations des mammelles paraissent donc être plus probables que les faits de contagion directe. Je me rallie entièrement à cette opinion.

Cependant, lorsque la généralisation est produite, il n'est pas improbable qu'un certain nombre de bacilles pénètrent dans les vaisseaux de la mammelle et traversent la glande soumise à un travail excessif.

Voilà donc, Messieurs, quels seront les modes de transmission les plus fréquents chez l'homme : l'air (1) et l'alimentation. Examinons la manière dont ces deux agents se comportent vis-à-vis de nous, et voyons si l'homme est susceptible de se tuberculiser de cette manière, comme les animaux.

Mais tout d'abord je dois répondre à une objection : pourquoi ne voit-on pas d'épidémie de tuberculose alors qu'elle aurait les meilleurs éléments pour se produire, surtout chez ceux qui fréquentent les salles d'hôpital?

Messieurs, j'en trouve la raison dans l'assuétude considérable que nous avons contractée de la maladie. Dans les villes surtout, nous vivons au milieu d'un air rempli de bacilles, et ce n'est que parce que nous avons été en contact avec eux depuis notre première enfance, que nous sommes tous, plus ou moins, vaccinés. Mais réalisez les mêmes conditions, c'est-à-dire importez les bacilles chez un peuple neuf, la tuberculose prendra la forme épidémique et fera des victimes en nombre considérable et dans un temps relative-

---

(1) Hub. Airy. Contage par le vent (*Brit. méd. Journal*, 4 avril 1882).

ment très court. C'est ce qui est arrivé pour les Fuégiens, dont je vous relatais la malheureuse histoire dans une des conférences précédentes (1).

La transmission de la tuberculose de l'homme à l'animal, et de l'animal à l'homme (2), est donc un fait démontré depuis longtemps, et toutes les recherches concluantes sont si nombreuses actuellement qu'il serait bien difficile de les mentionner toutes. Le fait est acquis désormais à la science. Que la gloire en revienne à celui qui par une vue de génie l'a établi le premier, et après des contradictions nombreuses est arrivé à voir enfin ses opinions admises et confirmées par les travaux de tous !

Les faits que je vous ai cités prouvent d'une façon péremptoire que la tuberculose est une maladie inoculable, c'est-à-dire expérimentalement contagieuse ; mais nous possédons encore d'autres éléments de démonstration : Je me propose d'établir en outre que la tuberculose est une maladie cliniquement contagieuse.

Je vous ai déjà, dans ma dernière leçon, parlé de l'édit de 1579 ; je ne ferai que vous le rappeler. J'y ajouterai le témoignage de Morgagni (3) qui écrivait : « Jeune, je me suis éloigné des cadavres des phtisiques, et vieux je les fuis encore. » L'opinion formelle de Morton (4) est qu'il est dangereux d'avoir un tuberculeux comme compagnon de lit. Villemin (5), Berge-

---

(1) V. la onzième leçon.
(2) KRISHABER et DIEULAFOY. De l'inoculation du tubercule sur le singe (*Académie de méd.*, 23 août 1881 et 18 juillet 1882 ; *Gaz. hebd.* 1881, p. 549 et 1882, p. 481).
(3) MORGAGNI. Lettres.
(4) MORTON. *Traité de la phtisie.*
(5) VILLEMIN. *Loc cit.*

ret (1), d'Arbois, de Musgrave-Clay (2), Landouzy (3), Debove (4), etc., arrivent à conclure à la tuberculose contagieuse, tant à cause de leurs pratiques des malades qu'à cause des nombreux cas qu'ils ont observés. Il serait oiseux de vous citer les noms de tous les maîtres qui ont pensé ainsi; je préfère, pour vous frapper d'avantage, vous citer des faits et vous présenter des statistiques.

La question de la contagiosité de la tuberculose est tellement à l'ordre du jour que de tous côtés on a voulu se rendre un compte aussi exact que possible de la vérité et voici de quelle manière on s'y est pris. Des comités en Angleterre et en Allemagne ont pris l'initiative d'une enquête ayant pour but de recueillir l'opinion personnelle de chaque médecin sur la question. Pour cela, on a envoyé à tous les praticiens des billets à remplir se rapprochant plus ou moins du modèle suivant :

OBSERVATIONS

Nom
Age
Pofession

Antécédents morbides { héréditaires.
{ personnels.

Date du début de la maladie
Forme
Durée. — Terminaison

1° *La tuberculose est-elle transmissible.*
2° *Comment se fait cette transmission.*

---

(1) BERGERET. *Ann. d'hyg. et de méd. légale*, 1867, t. XXVIII.
(2) DE MUSGRAVE-CLAY. Etude sur la contagion de la phtisie pulmonaire (*Thèse de Paris* 1872).
(3) LANDOUZY. Comment et pourquoi l'on devient tuberculeux (*Progrès Médical*, 10 août 1882).
(4) DEBOVE. Leçons sur la tuberculose parasitaire, 1884.

Voici maintenant quelques résultats.

A la première question : La tuberculose est-elle transmissible ?

Dans la statistique de Bowditch (de Boston), 210 médecins interrogés répondent de la manière suivante : 110 oui, 45 non, 27 indécis, 28 refusent de se prononcer.

Dans la statistique de Humphry, 505 médecins se partagent ainsi : 261 oui, 105 non, 39 indécis (1).

A la seconde question : Comment se fait cette transmission ?

Sur les 261 oui, les réponses se divisent ainsi :

Entre époux : de ⎰ mari à femme 119
            de ⎱ femme à mari 69
Entre frères et sœurs 32
Entre parents 18
Entre étrangers 20
                   TOTAL ÉGAL 261

Les statistiques sont, comme vous pouvez le constater, aussi démonstratives que possible. Les résultats de l'enquête sont aussi affirmatifs que ceux du laboratoire.

Je vous citerai enfin trois des observations typiques contenues dans les rapports affirmatifs parvenus à la commission.

La première est l'observation du Dr Dickinson : un marin revient phtisique de Bombay dans sa famille. Sa sœur le soigne et devient tuberculeuse. Une autre sœur qui est mariée et habite loin de son frère, vient soigner sa sœur malade et est elle-même emportée par phtisie. Enfin le père du jeune malade est à son tour frappé.

Une autre observation est due au Dr Robson de

---

(1) *The collective Investigation Recors*. Juillet 1883. London, Strand, 101.

Leeds : un frère et une sœur deviennent successivement tuberculeux et meurent. On abandonne la maison, l'épidémie s'arrête.

Dans ces deux cas, on pourrait faire intervenir comme cause adjuvante l'hérédité puisque la contagion se fait en somme entre parents. Mais voici un fait dû au docteur Sprigge, de Great Bearford, qui est de nature à lever tous les doutes.

Il s'agit d'une couturière occupant, pendant une partie de l'année, un certain nombre d'apprenties qui plus tard rentreront dans leur village pour y exercer leur métier. Ces jeunes filles couchent dans la maison et dans la même chambre. En moins de quatre mois, cinq deviennent phtisiques, et rentrent contaminées dans leur pays.

Enfin, une autre donnée nous est fournie par la statistique de Humphry : c'est la durée de l'affection. Vous pourrez remarquer que nous avons, là, le plus souvent affaire à des phtisies galopantes, ce qui est une présomption en faveur de la contagion :

Sur les 261 cas, 54 fois la maladie a duré moins de 5 mois.
              10 fois   —   de 5 à 12 mois.
              16 fois   —   de 12 à 18 mois.
              12 fois   —   de 2 à 3 ans.
               5 fois   —   de 3 à 7 ans.

Ces résultats sont assez probants, et je crois que nous pouvons, avec MM. Jaccoud et Hérard (1), accepter la démonstration comme facile.

Concluons donc :

1° La tuberculose est une maladie presque jamais

(1) HÉRARD. Rapport sur le concours pour le prix Portal (*Bulletin de l'Académie de Médecine*, 6 mai 1884, page 585).

épidémique à cause de la diffusion du virus, mais inoculable et contagieuse.

2° La contagion se fait surtout par la voie stomacale et la voie respiratoire.

Ajoutons : la prophylaxie doit donc, pour être efficace, porter sur ces deux points.

Commençons par l'appareil pulmonaire.

La respiration des phtisiques est chargée de principes virulents, surtout si le malade a des lésions laryngées ou pharyngiennes : on trouve toujours alors des bacilles dans la salive. Landouzy (1) cite le cas d'un homme tuberculeux qui s'était remarié quatre fois et dont les femmes étaient mortes de tuberculose. D'où le précepte d'éviter les confinements en commun, surtout avec les enfants; de ne pas partager le même lit, et pour celui qui est atteint, de se désinfecter au moins la bouche par la pipe d'iodoforme, par exemple.

Les rapports sexuels avec une femme phtisique amèneraient, dans certains cas, d'après Verneuil, de l'orchite tuberculeuse. On a en effet trouvé des bacilles dans les ulcérations du vagin. Cependant la contagion ne paraît pas être absolument prouvée; pourtant, il est remarquable que lorsque la tuberculose éclate dans la première partie de la jeunesse, de vingt à trente ans, on observe souvent le début génital, même sans traumatisme. J'ajoute même sans traumatisme, car on pourrait, se basant sur certaines expériences, donner de ces faits l'explication suivante : le bacille est entré n'importe par où; mais, comme dans le cas rapporté par Cornil, d'un lapin ayant une tumeur blanche dans le membre inférieur dont on avait reséqué

---

(1) LANDOUZY. *Loc. cit.*

le sciatique, le bacille se développe au point de moindre résistance.

Un des agents les plus actifs de la contagion, par la voie respiratoire, est l'expectoration. Vous n'avez, pour vous en rendre compte, qu'à vous rappeler les expériences que je vous citais au début de la leçon. Les crachats se dessèchent, se pulvérisent et l'air de la salle est rapidement infecté. Eh bien! c'est là un des points les plus mal surveillés. Dans nos hôpitaux de Bordeaux, par exemple, les malades ont encore des serviettes pour crachoirs : c'est là pour moi une des causes pour lesquelles, malgré les précautions les plus antiseptiques, nous ne pouvons arriver à ponctionner une plèvre, sans que la pleurésie de fibrineuse ne devienne purulente.

Quoiqu'il en soit, la désinfection des crachats a été, depuis quelque temps, l'objet de recherches sérieuses. Schill et Fischer (1) prétendent être arrivés à désinfecter absolument les crachats avec de l'alcool absolu, l'acide phénique à 10 % et même à 5 %; enfin, avec une solution saturée d'acide salicylique. Des crachats ainsi traités n'ont pu, inoculés, reproduire la tuberculose.

Dans les *Annali universali de medicina*, Giuseppe Sormani rend compte d'essais qu'il a tentés pour détruire le bacille. Il a d'abord essayé l'action de la digestion sur les tubercules ; il fait digérer 30 cc. d'un liquide contenant des baciles dans du suc gastrique artificiel : les inoculations donnent, comme auparavant, des résultats positifs : cependant, lorsque le suc gastrique est très acide, le bacille est atténué ; le bacille

---

(1) Schill et Fischer. Ueber die Desinfection des Answurfs der Phthsiker (*Mitth. aus dem Kaiserl Gesund'heinsamte*, 1844, pag. 131 à 146).

(2) Giuseppe Sormani. Recherches sur le mode d'introduction et la résistance du bacille tuberculeux (*Annali universali de medicina*, août 1884).

résiste donc à la digestion ; il n'est digéré qu'en dernier lieu ; enfin, lorsque le suc gastrique est faible comme chez les enfants, il n'est pas digéré, et alors la contagion peut se faire par cette voie.

Il a expérimenté également l'action de la chaleur. Il fabrique un lait tuberculeux en joignant des crachats à du lait bouilli : il tue tous les bacilles en maintenant le mélange une heure au moins à 60 ou 65°.

Cependant, il vaut mieux encore les chauffer à une température plus élevée à cause des spores qui résistent davantage que les bacilles, et surtout chauffer plusieurs fois à quelques jours de distance.

Il faut toutefois reconnaître que ce procédé n'est pas pratique, et il vaut mieux, pour désinfecter les crachats, employer une solution d'un des composés chimiques suivants au titre indiqué :

Chlorure de zinc	50 gr. p. 1000	
Chlorure de chaux	50 gr.	—
Acide phénique cristal.	20 gr.	—
Acide thymique	2 gr.	—
Sulfate de cuivre	50 gr.	—

De ces diverses substances, il en est qui, à cette dose, ont une odeur très forte et que les malades ne peuvent, pour cette raison, employer, tels le chlorure de chaux, l'acide phénique. Il vaut mieux employer l'acide thymique.

Je dois vous rappeler ici une expérience de M. Vallin (1).

Il imprégna, avec des crachats de tuberculeux dis-

---

(1) VALLIN. Note sur les neutralisants du suc tuberculeux, lue à l'Académie de Médecine, le 16 janvier 1883 (Revue d'hygiène et de police sanitaire, 1883, p. 89).

sous dans l'eau, un certain nombre de feuilles de papier joseph. Ces feuilles furent mises dans un lieu clos, dans lequel il fit brûler de 30 à 40 gr. de soufre par mètre cube d'air. Ce papier, retiré de la chambre et lavé avec de l'eau distillée, donna un liquide inerte qui fut inoculé à des lapins. Au bout de cinq à six mois, M. Vallin les sacrifia et ne découvrit chez eux aucune lésion tuberculeuse.

Lors donc qu'après le décès d'un phtisique, vous aurez à désinfecter la chambre du mort, suivez le précepte de Vallin, faites brûler 40 gr. de soufre par mètre cube d'air, abandonnez après avoir calfeutré toutes les issues. L'opération terminée, si surtout vous avez eu le soin de vaporiser de l'eau auparavant, il ne restera pas un seul germe dans l'appartement.

La literie devra être traitée de même. Quant aux vêtements, il faut les faire chauffer à la température la plus élevée possible, ou même les abandonner. M. Villemin a cité plusieurs observations de tuberculose se transmettant par cette voie.

Il importe enfin de surveiller l'alimentation, et de faire cuire tout ce qui est susceptible d'être cuit. Le lait lui-même doit être soumis à l'ébullition, surtout lorsqu'on habite une ville et qu'on en ignore la provenance. Par l'ébullition, le lait perd une partie de ses propriétés nutritives et digestives, mais il vaut encore mieux cela que de s'exposer à devenir phtisique.

Enfin, je terminerai ces quelques notions de prophylaxie, par quelques considérations qui me paraissent tenir au sujet.

Sous prétexte d'empêcher la contagion, faut-il isoler les phtisiques? C'est là une grave question. Sous prétexte de faire une cure, et surtout depuis qu'il est de mode de soigner par le traitement dit *des hauteurs*, on envoie les tuberculeux sur des plateaux élevés de sept à huit cents mètres, comme le plateau de l'Engadine dans le canton des Grisons. Les phtisiques vivent seuls ne pouvant, à cause de l'air trop froid, sortir de leurs appartements, et meurent en foule à cause de cet isolement et de la basse température.

L'isolement des phtisiques dans les hôpitaux ne donne pas de meilleurs résultats ; on a souvent essayé dans les hôpitaux militaires de le pratiquer, mais on a été vite obligé d'y renoncer, l'isolement dans des salles spéciales équivalant à une condamnation à mort.

Il faut aux phtisiques, rappelez-vous-le bien, Messieurs, beaucoup d'air, beaucoup de distraction, surtout une température moyenne, plus tôt chaude que froide, et avec cela, vous pouvez espérer, surtout si vous exécutez soigneusement les préceptes de désinfection que je vous ai indiqués, garder encore longtemps vos malades.

TREIZIÈME LEÇON

DE LA PNEUMONIE

MALADIE INFECTIEUSE GÉNÉRALE

Messieurs,

La pneumonie, telle qu'on l'enseigne aujourd'hui, ne diffère pas sensiblement de celle dont Laënnec nous a laissé la description. La définition acceptée généralement par les livres classiques (1), même les plus récents, est restée celle-ci : La pneumonie est l'inflammation aiguë du poumon. Or, la pneumonie, n'est pas plus une pulmonite que la fièvre typhoïde n'est une entérite à forme ulcéreuse : elle est indépendante, ainsi que je vous le démontrerai, des causes physiques, froid et traumatisme ; elle peut être épidémique, contagieuse, inoculable, et exige, pour se constituer, des éléments spéciaux.

Pour moi, j'appelle pneumonie, *une infection générale de l'organisme par un principe spécifique, sûrement un microbe, à localisation (secondaire) pulmo-*

---

(1) Dieulafoy. *Manuel de pathologie int.*, t. I, p. 84.
Laveran et Teissier. *Nouveaux éléments de pathologie et de clinique médicale*, t. II, pag. 320.

naire. Je vais essayer d'établir la légitimité de ma définition en m'appuyant sur les données qui me seront fournies par l'étiologie, la marche clinique, épidémique, etc., de la maladie, et la présence, dans le sang, d'un microorganisme propre à la pneumonie.

A l'*étiologie*, je dois demander la preuve de trois choses : 1° la constatation du développement endémique et épidémique de la maladie ; 2° sa contagiosité ; 3° le peu d'importance des causes physiques, froid ou traumatisme, et la part minime qu'elles prennent à sa genèse.

Ceux donc qui refusent d'admettre la théorie infectieuse de la pneumonie, disent qu'elle est due au refroidissement. Bouillaud (1) avait, en effet, évalué à 75 o/o le nombre des pneumonies dues à l'action du froid. Mais il est curieux de voir que Grisolle (2), dans son *Traité de la pneumonie*, qui est resté, au point de vue clinique, un livre admirable, réduit d'une manière énorme la proportion des pneumonies imputables au refroidissement. Ses observations portent sur deux cent cinquante cas. Or, sur cette série déjà longue, il ne voit que 19, 60 o/o des cas pouvant être attribués au froid. Chomel (3) abaisse encore le chiffre indiqué par Grisolle et le réduit à 17,721 o/o. Barth (4) donne 33,04 o/o ; Gerhardt (5). 20 o/o.

Vous voyez que depuis Bouillaud, la statistique diminue sensiblement à mesure que les faits sont observés d'une façon plus impartiale. Mais les proportions données par Grisolle et Chomel paraissent encore trop élevées à certains auteurs comme Ziems-

---

(1) Bouillaud. Art. *Pneumonie*. Dictionnaire en 15 vol.
(2) Grisolle. *Traité de la pneumonie*, 2° édit., 1864.
(3) Chomel. Art. *Pneumonie*. Dictionnaire en 30 vol.
(4) Barth. Cité par Grisolle.
(5) Gerhardt. *Deuts. Zeit. f. prakt., Med.*, 1874.

sen (1), par exemple, qui s'arrête au chiffre de 10 o/o et Griesinger (2) qui descend jusqu'à celui de 2 o/o. Evidemment, il y a là des exagérations en sens inverse : mais en prenant un terme moyen, c'est-à-dire en admettant le chiffre de 20 o|o proposé par Gerhardt, on voit que le froid n'entre encore que pour une très minime partie dans l'étiologie de la pneumonie (3).

Il est encore d'autres raisons que Sturges (4) a fort bien exposées dans un mémoire très complet, surtout au point de vue étiologique. Si la pneumonie est une maladie *a frigore,* dit-il, elle doit suivre les phases par lesquels passe un processus quelconque qui reconnaît le froid pour cause efficiente, comme la bronchite par exemple. Or, nous voyons par un parallèle entre les deux affections que si la bronchite est la maladie des hivers, des temps humides et froids, des vents d'ouest, la pneumonie, au contraire, apparaît de préférence dans les mois de février à septembre et atteint son maximum en juillet et août, au moment où la température est le plus élevée et le vent le plus sec. Nous remarquons encore que la bronchite frappe indistinctement toutes les classes de la société, tandis que la pneumonie atteint plus particulièrement les individus dont l'organisme se trouve affaibli pour une raison ou pour une autre. Dans cet état d'affaiblissement, l'organisme n'oppose à l'élément pathogène qu'une résistance insuffisante.

Ces quelques indications suffisent, Messieurs, pour vous faire renoncer à admettre le froid comme cause principale de la maladie qui nous occupe. La simple

(1) Ziemssen. *Pleuritis und Pneumonie in Kindesalter*, Berlin, 1862.
(2) Griesinger. Traité des maladies infectieuses (*Arch. f. Heilk.*, 1860). (Résumé de 72 cas de pneumonie).
(3) Ce serait folie que de nier l'importance possible du coup de froid comme condition *occasionnelle* de la maladie.
(4) Sturges. On pneumonia, London, 1876.

comparaison entre la bronchite et la pneumonie, vous a permis d'apprécier, de la façon la plus nette, toute la distance qui sépare une maladie locale, circonscrite à une portion d'organe, et une maladie arrivant sans causes apparentes au milieu de conditions climatériques peu favorables à son développement. Ajoutez que celle-ci amène souvent des troubles disproportionnés avec l'étendue des lésions constatées. On a donc raison de dire : la pneumonie n'est pas une maladie saisonnière, le froid n'est pas sa cause déterminante, et dire pneumonie *a frigore* c'est créer une terminologie encombrante et fausse.

Au reste, Messieurs, l'idée que la pneumonie est une maladie *sui generis et totius substantiæ,* n'est pas une notion nouvelle. L'école de Montpellier l'a admise depuis longtemps déjà, pour faire cadrer les faits avec ses principes philosophiques : elle considère en effet la maladie comme une entité en conflit avec l'organisme humain, susceptible de localisations diverses suivant l'élément spécifique morbigène, susceptible aussi de transformation suivant la constitution épidémique régnante, susceptible enfin de changements dans l'aspect clinique suivant la résistance du terrain humain et l'aptitude morbide de l'individu.

Messieurs, on ne saurait mieux dire et, à part les termes un peu vieillis dont je suis obligé de me servir, l'ensemble de ces propositions est applicable à la pneumonie. Tous les travaux allemands récents tendent à établir la justesse de ces idées, dont ils négligent, du reste, d'indiquer la source.

Huxham (1), F. Hoffmann (2), Andral (3), soutien-

---

(1) Huxham. Voir art. *Pneumonie.* Dictionn. de Jaccoud, *ut supra.*
(2) Hoffmann. *Loc. cit.*
(3) Andral. *Clinique médicale,* t. III, p. 270.

nent la même opinion. Le témoignage d'Andral, qui n'est pas suspect de partialité pour les théories montpelliéraines, est surtout intéressant à retenir; il regarde, lui aussi, la pneumonie comme une maladie générale.

« Faut-il, par exemple, dit-il, rayer du cadre nosolo-
« gique les pneumonies bilieuses ou adynamiques ?
« Faut-il rejeter dans tous les cas l'existence d'un état
« inflammatoire général qui précède la pneumonie
« connue dans le rhumatisme, cet état général qui
« précède souvent l'inflammation articulaire ?... »
Puis, l'auteur donne une observation qui corrobore son opinion et ajoute : « les inflammations elles-mêmes
« peuvent être précédées d'un état inflammatoire
« général dont la phlegmasie, qui survient ensuite,
« n'est, en quelque sorte, que la localisation (1). »
Plus loin, enfin, il reconnaît à la pneumonie « une cause occulte et insaisissable ».

Marotte (2), publie dans les *Archives générales de Médecine* de 1855 un travail sur la *fièvre synoque péripneumonique,* forme clinique que l'on a décrite plus tard sous le nom de *pneumo-typhus abortif.* La maladie, dans les cas observés par Marotte, débutait en général par des vomissements et de la diarrhée. Une fièvre plus ou moins forte s'établissait, la langue devenait saburrale; on concluait à la fièvre typhoïde lorsqu'au troisième ou quatrième jour un point de côté apparaissait, et l'exploration de la poitrine révélait un certain degré d'induration pulmonaire. Au

---

(1) ANDRAL. *Loc. cit.*, page 271.
(2) MAROTTE. Fièvre synoque péripneumonique (*Arch. gén. de méd.*, 1855).

sixième ou septième jour, tout disparaissait, et la maladie cessait brusquement sans convalescence.

En cette même année, 1855, Friedreich, dans le *Cansttat's Jahresbericht,* analysa un mémoire de Traube ayant pour titre : *Etiologie de la pneumonie.*

Ce travail contient un grand nombre de faits intéressants pour la doctrine de l'infectiosité de la maladie. Je ne vous donnerai pas toutes les conclusions de Traube : je ne vous en signalerai qu'une, la plus importante. On peut observer, affirme-t-il, des prodromes démonstratifs (1), plusieurs jours ou même plusieurs semaines (2) avant l'apparition de la pneumonie. Ces symptômes consistent essentiellement en céphalée, douleurs vagues, paresse musculaire et sont enfin suivis du frisson violent et du point de côté classiques.

Cette conclusion indique nettement que Traube croyait à la pneumonie infectieuse et cela surtout parce qu'elle était précédée d'une période prodromale plus ou moins longue.

Cette année-là, Dupré (de Montpellier) (3), fait paraître, dans le *Montpellier-Médical,* un article dans lequel il expose les idées de l'Ecole. Il y est dit que la constitution catarrhale peut donner soit des pneumonies, soit de *l'embarras gastrique*, soit une fièvre éphémère ; en un mot, qu'un germe morbigène quelconque peut donner lieu à des maladies différentes. C'est là une de ces assertions exagérées qui ont contribué certainement à déconsidérer les doctrines montpelliéraines. Partant de ce principe, Dupré conclut qu'il y a deux sortes de pneumonies : les pneumonies inflammatoires franches, les autres

(1) *Deutlich.* (Clair, évident.)
(2) *Vierwochen.* (Quatre semaines.)
(3) Dupré. De la constitution catarrhale, *in Montpellier méd.*

secondaires et subordonnées à la constitution médicale.

Nous ne pouvons accepter ces idées, car la pneumonie est ou n'est pas infectieuse. Suivant la constitution épidémique, si je puis m'exprimer ainsi, suivant la résistance de l'organisme et suivant aussi la quantité plus ou moins massive de germes mis en contact avec le poumon, vous aurez des différences, mais ce sera tout. Je m'explique : lorsque la période prodromale est très bien dessinée et dure de deux à cinq jours, on se trouve en face d'une maladie infectieuse générale ; lorsque, au contraire, les symptômes du début paraissent manquer, que l'affection évolue très vite, c'est que le virus atténué a produit une pneumonie légère à localisation rapide et transitoire ; de l'une à l'autre il n'y a qu'une différence de degré. Mais il n'y a qu'une seule et même pneumonie qui reconnaît toujours les mêmes causes, et qui affecte la forme grave ou légère, suivant que ces causes ont agi sur l'organisme plus ou moins prédisposé, avec une plus ou moins grande intensité.

Je passe sous silence un certain nombre de travaux que nous retrouverons plus loin, parce que nous nous en servirons à d'autres points de vue, et j'arrive à l'année 1860.

De Marignac (1) rapporte dans sa thèse une observation concluante de pneumonie à marche lente.

Voici le fait :

Un infirmier de Bicêtre, présente, pendant quatre jours, de la céphalée, de l'inappétence et de la fièvre.

---

(1) De Marignac. Pneumonie lobaire dans la fièvre typhoïde (Th. de Paris, 1881.)

continue avec exacerbation vespérale. Le malade a été ausculté tous les jours, et c'est *au quatrième jour seulement* qu'apparurent le point de côté et les signes ordinaires de la pneumonie.

J'ai, pour ma part, observé un cas analogue : un homme se fracture la jambe et entre dans le service où j'étais. Tout évoluait le plus simplement du monde lorsque tout à coup, sans cause apparente, un matin, je lui trouve la langue saburrale ; il me dit éprouver de la somnolence, de l'abattement et un peu de diarrhée. A partir de ce moment je l'ausculte trois fois par jour. Ces prodromes durent cinq jours, au bout desquels apparaissent le point de côté, et, quelques heures après, les râles crépitants.

De 1860, il nous faut arriver à 1875 pour trouver un travail de longue haleine et de grand mérite, paru dans les *Archives de physiologie expérimentale*, et ayant pour titre : *Contribution à l'étude des schizomycètes pathogènes* (1). Dans cet important mémoire dû à Klebs, on trouve des recherches très complètes sur la plupart des maladies infectieuses. A propos de la pneumonie, Klebs rappelle d'anciennes expériences de Weber qui aurait injecté des produits d'expectoration bronchique à des lapins, chez lesquels il aurait postérieurement constaté une élévation de température très notable.

Mais Klebs appuie la théorie infectieuse de la maladie sur des faits personnels plus probants. Il n'est pas rare, dit-il, d'observer en Suisse des *localisations* de la pneumonie : telle vallée est atteinte alors que la vallée voisine reste absolument indemne.

---

(1) KLEBS. Zur Zentnnis der pathogenen Schistomyceten (*Archiv. f. experiment. Path.*, 1886, t. IV, p. 420.)

Permettez-moi de confirmer ce fait par une observation personnelle. Dans une vallée des Pyrénées, un homme de trente-trois ans est frappé de pneumonie infectieuse grave avec symptômes dysentériformes, selles sanglantes, etc. Il meurt au bout de quatre jours. Dans les huit jours qui suivent son décès, quatre membres de la famille sont atteints, et onze voisins ; sur ces quinze cas secondaires, il y a eu quinze morts. L'épidémie a continué, mais je n'ai pu la suivre plus longtemps. Dans les vallées voisines on n'observa rien de semblable, tandis que sur les 15,000 habitants de la vallée, on évalue à 200 le nombre des morts par pneumonie.

Klebs a observé également à Prague des cas nombreux de pneumo-typhus ; mais au lieu de s'en tenir, comme Andral, à attribuer à la maladie, une *cause occulte et insaisissable* (1), il a voulu retrouver l'élément qui en était le substratum anatomique.

Dans ce but, il a cultivé soit les crachats des pneumoniques, les sécrétions bronchiques, soit les liquides du poumon hépatisé. Il a retrouvé, dans les préparations, des *monadines* ou microccus très petits, plus petits que les microsporinées de la diphtérie dont elles se distinguent parfaitement. Ces monadines, cultivées sur du blanc d'œuf, formaient des colonies très nombreuses et étaient animées de mouvements très vifs.

On a contesté les résultats de Klebs, car les procédés dont il s'est servi ne sont pas très rigoureux ; mais dans les petites villes d'Allemagne, on est obligé à moins de précautions que dans nos grands centres français.

---

(1) ANDRAL. *Loc. cit.* V. page 173.

8.

Aussi Klebs a-t-il pris soin de répondre d'avance aux critiques qu'on pourrait lui adresser :

« Je constate, dit-il, la présence de microccocus auxquels j'attribue un rôle actif dans la production de la pneumonie. A cela on peut me répondre que ces monadines constituent un épiphénomène dont j'ai exagéré l'importance. Mais si la pneumonie est une maladie générale comme je le prétends, je dois retrouver les bacilles non seulement dans les produits d'expectoration, mais encore dans le sang et dans les différents organes où les localisations se sont faites pendant la vie. »

Or, du 21 au 31 mars, il a fait cinq autopsies dans lesquelles il a trouvé quatre fois des colonies de monadines dans les ventricules cérébraux.

Les déductions de Klebs sont rigoureusement vraies : on trouve dans tous les organes atteints des amas jaunâtres de micrococcus ; on en a même vu dans le cervelet.

Non content de ces résultats, Klebs est allé plus loin dans la voie qu'il avait si magistralement ouverte : il a fait dans la chambre antérieure de l'œil de lapins des injections qui ont pleinement réussi, et dit avoir constaté de l'hépatisation du poumon, chez les animaux inoculés.

En résumé, Klebs a décrit dans la pneumonie un élément figuré auquel il accorde une importance étiologique considérable. Ces éléments figurés sont des micrococcus sphériques de 5 µ. de longueur, souvent accouplés sous forme de bimonades ou formant des bâtonnets de 2 à 10 µ. animés de mouvements en spirale très lents. Ces bâtonnets, qui deviennent immobiles à l'état adulte et même dans toute culture solide, se décomposent en monades sphériques avec *zone gélatineuse claire;* les monades, réunies par groupe de quatre ou cinq, forment des cordes à étranglements.

Tels sont les résultats admirables auxquels Klebs est arrivé, et qui tiennent une grande place dans l'histoire de la pneumonie.

Un article moins important de Jurgensen (1), paru dans le *Ziemssen's Handbuch*, sur la pneumonie croupale (fibrineuse), mérite cependant d'avoir place dans cet historique, surtout parce qu'il est à chaque instant cité dans les ouvrages allemands; Jurgensen, comme Andral, que du reste il ne cite pas, dit que les lésions locales ne rendent pas compte de l'intensité des phénomènes généraux; que la bronchite et la pneumonie se séparent nettement par leur marche et leurs conditions étiologiques, et que cette dernière n'apparaît jamais avec les autres maladies inflammatoires, ayant le refroidissement pour point de départ.

Ce qui combat encore la théorie de la pneumonie *a frigore* c'est que la pneumonie la plus dangereuse par la prédominance des symptômes dyspnéiques et généraux, est celle du sommet; et cependant, la partie du poumon atteinte est une partie supplémentaire dont la perte ne diminue pas considérablement le champ de l'hématose.

Enfin, à l'exemple de Traube, que du reste il ne fait souvent que répéter, il essaye d'établir un parallèle entre l'érisypèle et la pneumonie. Ces mêmes idées furent reprises, en 1879, par Hambürger (2), et défendues dans une thèse inspirée par Kussmaul.

---

(1) JURGENSEN. Croupöse Pneumonie (*Ziemssen's Handbuch der spec. Path.*, t. V, 1874, et 2ᵉ édit. 1877).

(2) HAMBÜRGER. Ueber die pneumonia migrans (*Inaug. Diss. Strasbourg*, 1879).

Pour moi, je considère que si cette doctrine a quelque apparence de vérité, il y a en réalité, entre les deux maladies, beaucoup plus de différences que d'analogies. L'érisypèle, en effet, peut bien apparaître secondairement comme la pneumonie, dans certaines maladies infectieuses ; mais d'abord les maladies qui se compliquent d'érisypèle ne sont pas les mêmes que celles qui se terminent par pneumonie; de plus, il n'est rien dans la marche, l'étiologie, ou l'anatomie pathologique, qui justifie cette ressemblance. L'érisypèle se communique par contagion directe et marche vers la profondeur. Au contraire, la pneumonie débute par l'inflammation des lymphatiques profonds du poumon et gagne la périphérie; les microbes aussi sont différents. La marche serpigineuse de quelques pneumonies est le seul point de similitude qui existe entre ces deux affections.

M. Bernheim (1), dans ses cliniques, répète sensiblement, lui aussi, les idées de Traube. Il cite le fait d'un malade atteint d'une hémorragie du pont de Varole, malade qu'il examinait tous les jours et dont la température était quotidiennement prise deux fois. — Ceci est important : car les prodromes sont constants à mon avis, et s'ils passent inaperçus, c'est parce qu'ils sont quelquefois très légers. — La température s'éleva progressivement pendant trois jours; le soir du troisième jour seulement, apparurent le frisson et les râles crépitants. Ces prodromes, qu'il avait du reste plusieurs fois constatés, font dire à Bernheim que cette maladie devrait être appelée fièvre pneumonique et non pas pneumonie; et pénétré de l'idée que la pneumonie est une maladie générale, il insiste sur ce fait

---

(1) BERNHEIM. *Clinique médicale*, 1877, et *Revue méd. de l'Est*, 1877.

qu'elle ne peut être reproduite par le traumatisme. Enfin, on est étonné de trouver dans ses cliniques une tendance fâcheuse à établir, entre la pneumonie et la tuberculose, un antagonisme que les faits de pratique journalière démentent de la façon la plus formelle : rien n'est moins rare, en effet, que de trouver chez des tuberculeux, autour des granulations confluentes, des noyaux de pneumonie. La coexistence des deux microbes chez le même sujet est aussi démontrée (1).

Bonnemaison (2), dans un mémoire présenté à la Société médicale des hôpitaux en 1875, parle d'une épidémie de pneumonie grave, observée à Toulouse. Ce serait, pour lui, une sorte de septicémie médicale, à localisation pulmonaire ; et comme à côté de ces cas graves il observait des pneumonies bénignes, il se croit autorisé à conclure qu'il y a deux sortes de pneumonies : la pneumonie simple et la pneumonie grave. — Vous savez, Messieurs, ce qu'il faut penser de ces divisions, sans qu'il soit nécessaire d'insister davantage ; et cependant, cette assertion de deux virus, énoncée par plusieurs auteurs, ne doit pas être traitée légèrement, car elle répond certainement à des faits cliniques bien observés.

Presque à la même époque, Grimshaw et Moore (3) publient, dans le *Dublin Journal,* des relations de pneumonies qu'ils appellent *pythogéniques* (de πυτον, *pourriture*, γεννάω, *j'engendre*). Ce sont des pneumo-

---

(1) SAMTER. (*Berl. Klin. Wochenschr*, 1884.)
(2) BONNEMAISON. Pneumonies malignes (Société méd. des hôpitaux et *Union médicale*, 1875).
(3) GRIMSHAW et MOORE. Pneumonie pythogénique (*Dublin med. Journal*, t. LIX, p. 399, etc., 1875).

nies observées chez des individus pauvres et surmenés, soumis aux émanations malsaines des égouts. C'est là une théorie chère aux Anglais ; ils font jouer dans leur pathologie un rôle considérable aux émanations des égouts. Quoi qu'il en soit, la maladie augmente de janvier à juillet et coïncide avec la septicémie.

Barella (1), médecin belge, a présenté à l'Académie nationale de médecine de Belgique, en 1877, un travail de statistique, dans lequel il admet que le germe ou virus de la pneumonie infectieuse est l'analogue ou le même que celui de la fièvre typhoïde ; les précédents, au contraire, pensaient qu'il se rapprochait plutôt de celui de la septicémie.

Friedreich (2), dans le *Volkmann's, Sammlung,* et Leichtenstern, (3) ont publié deux mémoires qui résument la plupart des travaux parus ; ils admettent deux pneumonies : la pneumonie infectieuse, miasmatique, et la pneumonie franche.

Hallopeau fait, dans la *Revue de Hayem,* en 1878, une revue critique, dans laquelle il regarde la pneumonie comme une maladie infectieuse à cause de son étiologie. Il se demande pourquoi elle frappe surtout les débilités et après l'action du froid, et rappelle à ce sujet les théories de M. Bouchard, de Paris, sur le ralentissement des fonctions nutritives.

Sanders (4), dans l'*American Journal,* de New-York reproduit à peu près les conclusions de ses devanciers ; comme eux, il déclare que la [pneumonie

---

(1) BARELLA. Bulletin de l'Académie de médecine de Belgique, 1877 et 1878.

(2) FRIEDREICH. Die acute Milz. tumor (*Volkmann's Sammlung,* n° 75, 1874).

(3) LEICHTENSTERN. (*Volkman's Sammlung*).

(4) SANDERS. Sur la pneumonie (*American Journal,* 1882, n° 82).

lobaire ne peut être obtenue expérimentalement, et que les symptômes observés ne sont pas en rapport avec les lésions ; que l'anatomie pathologique de l'affection n'est pas celle de l'inflammation, et qu'enfin, ce qui établit, pour lui, d'une manière péremptoire, la théorie infectieuse de la pneumonie, c'est qu'on observe des pneumonies fœtales (1).

Enfin pour finir, citons la thèse de Demmler (2) sur les pneumonies infectieuses, inspirée par M. Bouchard, thèse très bonne et très consciencieusement faite.

J'en ai terminé, Messieurs, avec ce trop long historique : si je lui ai donné autant de développement, c'est qu'il était nécessaire de vous montrer que ces idées, qui vous paraissent certainement étranges à cause de leur nouveauté, ont cours depuis longtemps dans la science et sont absolument classiques en Allemagne. Dans notre prochain entretien, je vous parlerai des épidémies de pneumonie et me contenterai alors à peu près exclusivement de vous en communiquer les relations en laissant de côté les opinions des auteurs qui les ont publiées. Mais avant de nous séparer, je tiens à vous résumer en quelques mots la leçon d'aujourd'hui.

Nous avons vu que la pneumonie était considérée par nombre d'auteurs, comme une maladie générale infectieuse et non une maladie inflammatoire locale. L'étude des travaux publiés que nous venons de faire ensemble, nous démontre que, comme toutes les maladies infectieuses, elle frappe plus particulièrement

(1) Weber. Path. Anat. des Th., II, etc., 41.
(2) Demmler. Thèse de Paris, 1882.

les sujets en état de réceptivité, c'est-à-dire les pauvres et les malheureux de toute catégorie : comme elles, elle se développe d'autant plus facilement que l'organisme qu'elle envahit est plus affaibli. Il me reste maintenant à vous démontrer que la pneumonie est épidémique, contagieuse et inoculable et qu'elle doit ses caractères à la présence d'un microorganisme différemment décrit, comme vous le verrez, par Klebs, Friedländer, Fränkel et Talamon, mais dont l'existence, sinon la morphologie, est incontestablement établie.

QUATORZIÈME LEÇON

DE LA PNEUMONIE

MALADIE ÉPIDÉMIQUE

Messieurs,

Après avoir établi que la pneumonie est une maladie infectieuse générale, je dois aujourd'hui vous prouver un autre terme de ma définition : je veux parler du caractère épidémique. Ces deux données sont corrélatives, et il est clair que l'expansion épidémique d'une maladie met hors de doute l'infectiosité de l'affection pour laquelle on l'observe. On a peut-être un peu trop négligé, dans l'enseignement classique, l'étude de ce point particulier ; aussi, auteurs en mains, je vous décrirai les épidémies principales qui ont été observées.

Un certain nombre de ces épidémies sont antérieures de plusieurs siècles à la découverte d'Avenbrügger. Aussi le diagnostic est-il quelquefois contestable, ou du moins est-il souvent loin d'être rigoureux. Il en résulte que les détails sont incomplets, et que les faits auxquels ils se rapportent, doivent être cités avec quelques réserves. J'aurai soin, dans le cours de cette étude, de vous indiquer, à propos de chaque cas, les points qui ne seront pas parfaitement élucidés.

Enfin, parmi les pneumonies dont je vous parlerai, vous remarquerez qu'il y a deux catégories bien distinctes : les pneumonies primitives — et ce sont les plus nombreuses — et les pneumonies secondaires, dont le type le plus caractérisé est la pneumonie grippale.

Ceci établi, je passe, sans plus de préambule, à l'énumération des épidémies.

La première, par ordre de date, est celle dont parle Jean Colle d'Urbino (1) et qui frappa sa ville natale de 1585 à 1621. Ce médecin a observé un certain nombre de pneumonies qui lui paraissent d'origine miasmatique, parce qu'elles se limitent à certains quartiers et qu'elles se propagent aux membres des mêmes familles. Cette pneumonie dure sept jours et est souvent mortelle. A l'autopsie, on trouve dans le poumon une sanie purulente particulièrement fétide.

En 1688, Vörster (2), en Brisgau, observe une série de pneumonies épidémiques et contagieuses; dans les autopsies qu'il pratique, il trouve à peu près toujours la plèvre et le péricarde enflammés. C'est là un fait remarquable et digne d'être retenu, car M. Talamon (3), qui, il y a deux ans, a entrepris des expériences sur le sujet qui nous occupe, a presque constamment donné des pneumonies qui s'accompagnaient de pleurésie ou de péricardite.

---

(1) Jean Colle d'Urbino. Cité in Forestus, liv. XVI, p. 46.
(2) Vörster. *Stoerk*, annus medicus ., Vienne, 1759.
(3) Talamon. Note sur le coccus lancéolé de la pneumonie lobaire, *Progrès médical*, 1883, p. 1030-1033.

De 1688, il faut arriver en 1720 pour trouver un mémoire de Lancisi (1) qui, lui, se prononce pour la contagion et le déclare formellement dans ses conclusions.

Trente-six ans plus tard, apparaît en France une épidémie de pneumonie, qui dura pendant les années 1756, 1757 et 1758 et fit un certain nombre de victimes.

Elle débuta près de Gisors, en Normandie, envahit peu à peu la Picardie et passa de la Picardie dans les Flandres. Nous savons peu de choses des moyens de communication qui existaient à cette époque entre les Flandres et l'Isle de France, mais il y avait assurément, entre ces deux provinces, des échanges commerciaux assez importants. Quoi qu'il en soit, des Flandres elle vint à Paris et, de là, prit la voie que toutes les grandes épidémies ont suivie : la voie de Marseille et de la Méditerranée. Le Languedoc et la Provence furent durement frappés, mais le fléau n'alla pas plus loin.

Cette pneumonie était une pneumonie infectieuse grave, à pronostic le plus souvent fatal, et qui attira l'attention des médecins, autant à cause de son apparition brusque dans les localités qu'elle traversait que de la facilité avec laquelle elle se propageait (2).

En 1762, Haller (3) observa à Berne une épidémie analogue sur laquelle il essaya l'efficacité des deux traitements alors en vogue : le traitement tonique et le traitement contro-stimulant. Par le premier, il eut soixante-sept succès sur soixante-dix-sept cas, et par le second, quatre-vingt-cinq morts sur quatre-vingt-quinze cas.

(1) LANCISI. *Opera méd. Lugdunum*, 1780, STOLL., t. I, et FRANCK.
(2) Voir la note de la page 188.
(3) HALLER. Opusc. pathol. minor. Lausanne, 1768. Mémoire sur la nature sensible et irritable, 1756.

Environ dix ans après le travail de Haller, c'est-à-dire en 1773, Le Pecq de la Clôture (1) signale un grand nombre de pneumonies à Rouen. Mais, d'après la description qu'il en donne, il est très difficile de savoir si l'on se trouve en présence d'une véritable maladie infectieuse. D'ailleurs, il s'occupe peu de rechercher l'origine du fléau, et il est difficile de savoir si l'on a affaire à un réveil de la grande épidémie de 1758. Cette constatation aurait pourtant été bien intéressante, ne fût-ce que pour savoir si le contage s'attache aux lieux mêmes habités par les pneumoniques, ou si, après avoir sommeillé pendant longtemps, il était capable, plus tard, de recouvrer sa virulence.

La même année, on observe à Pithiviers (2) un certain nombre de cas de pneumonies qui tuent en moins de trente-six heures ; elles n'ont, du reste, aucune tendance à la propagation et disparaissent bientôt.

Paris, en 1785 (3) et en 1812 (4) subit deux nouvelles atteintes du fléau; puis, jusqu'en 1837, l'épidémie semble s'arrêter.

L'année 1837 fut, comme vous le savez, Messieurs, l'année de la grippe. Cette affection qui, de nos jours et dans nos pays, est considérée comme légère, eut, cette année-là, une gravité exceptionnelle, et fit en France de nombreuses victimes.

Il n'était pas rare de la voir se compliquer de pneumonie. Deux travaux, publiés tous deux dans la

---

(1) Le Pecq de la Clôture. Observations sur les maladies épidémiques, 1770, p. 253 à 315.
(2) *Id. Ibidem* (V. en général tout le tome I, 1re partie).
(3) Banau et Turben. Sur les épidémies du Languedoc, Paris, 1788.
(4) *Loc. cit.*,

même année, dans les *Archives générales de Médecine,* l'un de Landau (1), l'autre de Nonat (2), nous rendent compte de cette épidémie. Elle fut, d'après eux, tellement intense qu'en moins de vingt jours il y eut, à Paris, mille vingt-cinq malades atteints ; sur lesquels une proportion énorme de pneumoniques.

Cette pneumonie frappait les hommes de préférence; elle débutait du cinquième au septième jour de la grippe, par une prostration violente de la céphalalgie, fièvre et frisson, et emportait le malade en trois jours, avant même que l'on ait pu constater, à l'auscultation du poumon, des signes très caractérisés. La pneumonie, en général double, était tellemement infectieuse qu'elle s'accompagnait fréquemment d'ictère (3).

A l'autopsie, on constatait dans le poumon les lésions des trois stades de la pneumonie franche, ainsi qu'une grande fluidité du sang ; enfin souvent aussi on trouvait de la splénomégalie.

Evidemment ces pneumonies étaient épidémiques, mais étaient-elles une localisation secondaire de la grippe ; ou bien les deux virus avaient-ils exercé une action simultanée et l'influenza n'avait-elle agi que comme prédisposant?

Les observateurs de cette époque, Landau et Nonat admirent qu'ils avaient affaire à une maladie autre que la grippe : la fluidité du sang et le gonflement de la rate étaient pour eux des signes suffisants pour leur faire penser à la nature infectieuse de la pneumonie qu'ils avaient sous les yeux. Mais, dans cette hypothèse, pourquoi cette pneumonie ne se dévelop-

---

(1) LANDAU. (*Arch. gen. de med.*, 1837, t. XIII. Mémoires sur la grippe de 1837.
(2) NOUAT. Recherches sur la grippe, etc. (*Arch. gén. de méd.*, 1837, t. XIV, p. 5 et suiv.)
(3) VIGLA. Sur un cas de pn. av. ictère, 1837.

pait-elle, comme je vous l'ai déjà dit, que du cinquième au septième jour de la première affection?

Était-on là en présence d'une pneumonie franche, ou bien d'une pneumonie spéciale à la grippe, et causée par l'extension au poumon du principe morbigène de cette dernière maladie? Les uns résolurent la question dans le sens affirmatif et admirent la *pneumonie grippale;* les autres, au contraire, ne voulurent voir, dans ces pneumonies survenant dans la grippe, qu'un épiphénomène, imputable à une cause semblable à celle qui avait fait naître la maladie en cours.

Si vous vous souvenez de ce que je vous ai dit, vous conclurez avec moi, Messieurs, que dans l'espèce il y avait deux épidémies : l'épidémie d'influenza et celle de pneumonie (1).

La grippe est, comme vous le savez, un Protée pathologique : qu'on puisse lui attribuer une part dans la production de ces pneumonies, cela me paraît hors de doute; mais, la pneumonie n'en garde pas moins ses caractères propres, et quoique développée *à l'occasion de la grippe,* elle s'en distingue de la manière la plus parfaite.

Quoiqu'il en soit, voici la mortalité notée par Landau et les médecins contemporains : Landau (2) 33 morts sur 125 pneumoniques; Copland (3), 40 sur 183; Bürner (4) de 5 à 10 o|o environ.

En 1864, un médecin de la marine anglaise, Bryson (5), vit sur la flotte qui stationnait dans la

---

(1) Les pneumonies secondaires rubéoliques, bronchitiques (G. Sée), n'ont pas les caractères anatomiques de celles que Landau et Nonat nous ont décrites.
(2) LANDAU. *Loc. cit.*
(3) HALLOPEAU. Doctrine de la fièvre pneumonique. *Revue de Hayem,* 1865.
(4) *Id. Ibidem.*
(5) BRYSON. Laveran, *Gazette hebdomaire,* 1865.

Méditerranée, un grand nombre de cas de pneumonie. Le fait n'est pas très clair, car les hommes étaient dans de mauvaises conditions hygiéniques et avaient été précédemment atteints par le scorbut.

Y a-t-il eu broncho-pneumonie ou pneumonie, c'est ce qu'il serait difficile de dire.

Je vais maintenant vous parler d'épidémies parfaitement caractérisées et qui, au point de vue qui nous occupe, ne laissent rien à désirer.

La première, par ordre de date, est celle consignée dans le *Virchow's Jahersbericht* de 1868 : elle fut observée par Dahl (1), médecin de la prison d'*Ackerhus* à *Christiania*. En quelques jours il y eut 62 cas de pneumonie sur 360 détenus. Cette proportion énorme de malades détermina l'évacuation de la prison : on désinfecta soigneusement et les années suivantes l'état sanitaire redevint excellent comme auparavant(2).

Bœck consulté, rapporte complètement à l'encombrement l'étiologie de cette pneumonie. Vous verrez que l'on a maintes fois incriminé le miasme humain comme facteur énergique de pneumonies, les sujets eussent-ils même la quantité d'air compatible avec la vie.

En 1876, Rodman (3) décrit une nouvelle épidémie de pneumonies miasmatiques observée à Francfort (Kentucky). Voici dans quelles conditions elle s'est produite. Quatre cents prisonniers, noirs et blancs,

---

(1) Dahl. Ueber epidemische Pneumonieform. (*Virchow's Jahersbericht*, 1868, t. II, p. 95 et suiv.)

(2) Il est bon cependant de dire qu'une épidémie du même genre avait été déjà observée dans la même prison en 1847. Mais nous n'avons sur elle que des données incomplètes.

(3) Rodman. Endémie de pneumonies pythogéniques et miasmatiques) *American Journal*, 1875, t. LXXI, p 76. et suiv.)

étaient entassés dans les prisons de cette ville : les blancs occupaient le rez-de-chaussée, les noirs les étages supérieurs. Dans la journée, on les faisait travailler au chanvre. Ils ont, pour servir à leurs nécessités, des vases de nuit dont ils doivent entretenir la propreté. Malgré les ordres les plus formels, les prisonniers, les nègres surtout, maintiennent ces récipients dans l'état de malpropreté le plus dégoûtant. Il s'exhale des cellules une odeur telle, que dans les étages supérieurs, l'air est empesté au point que les gardiens font leurs rondes en courant. Punitions de toute espèce, même le fouet, ont échoué devant ce dévergondage de malpropreté. — Remarquons que les nègres, bien plus résistants en Amérique que les blancs, ont ici payé le plus large tribut. — Ils ont fourni le plus grand nombre de malades et aussi de morts. Parmi les victimes de l'épidémie (vingt-cinq morts sur quatre-vingt-quinze malades), ce ne sont pas les vieillards qui sont spécialement atteints ; on voit des gens très vigoureux et jeunes succomber très rapidement, tandis que d'autres, moins développés et plus âgés, résistent et guérissent. Rodman cite le cas d'un nègre taillé en hercule qui fut emporté par le fléau, à côté d'un vieillard chétif qui guérit.

Dans une étiologie fort bien faite et très complète, Rodman se rattache à l'opinion des Anglais et décrit les faits observés sous la rubrique de *pneumonies miasmatiques*. Voulant répondre aux objections possibles, il se demande si la poussière de chanvre peut avoir joué un rôle prépondérant, ou si c'est surtout aux miasmes et à l'encombrement qu'on doit rapporter le développement de l'épidémie. Si le chanvre donne la pneumonie, pourquoi le noir, jeune et vigoureux, a-t-il succombé ; pourquoi les blancs ont-ils fourni un contingent de malades inférieur à celui des noirs, alors que tous travaillaient ensemble? pourquoi enfin la pneumonie n'est-elle pas fréquente dans les pays où l'on cultive cette plante? D'un autre côté, dans la même ville de Francfort, se trouve une prison de femmes à qui la même tâche est imposée. Mais la disposition des locaux et la propreté étant plus satisfaisantes, on n'a observé aucun cas de pneumonie parmi les détenues. Restent donc comme seules raisons de l'épidémie qui nous occupe, les miasmes et l'encombrement.

Dans le *Medical Times* (1) de 1874, on trouve la relation d'une épidémie de pneumonie arrivée dans la petite ville d'East-Sheen. En face de la porte d'une institution de jeunes gens s'ouvrait une bouche d'égout. La municipalité de cette ville, d'accord, au reste, avec son comité de salubrité publique, eut l'idée ingénieuse de faire installer un ventilateur dans cette bouche d'égout ; on mit du gravier pour s'opposer au passage du gaz de la profondeur vers l'extérieur. Mais l'eau ayant monté dans l'égout quelques jours après, il se produisit un vif courant en sens inverse, et l'air de l'égout fut porté contre la façade de l'institution en question. Le même soir, deux domestiques de l'établissement, qui occupaient une des chambres du devant, furent atteints de pneumonie très grave. Le lendemain, un des jeunes gens fut à son tour frappé de pneumonie infectieuse. Le directeur de la pension licencia ses élèves et intenta une action à la ville. On obtura l'orifice de l'égout, et il ne se produisit plus d'autres faits semblables dans les deux années suivantes.

Passons maintenant aux épidémies que j'appellerai

(1) Epidémie de maison (East-Sheen) (*Med. Times a Gaz*, 1874).

épidémies allemandes, parce qu'elles ont été décrites et observées par les Allemands.

La première date de 1878 et a été observée dans la prison de Moringen par Kühn (1), qui en a donné une description détaillée dans la *Gazette hebdomadaire de Berlin*. Dans l'article qu'il consacre à cette relation, il compte cinquante-huit cas, sur lesquels huit décès. Les symptômes sont à peu près les mêmes que précédemment ; les prodromes sont très longs ; il n'y a aucun rapport entre la réaction fonctionnelle et les lésions pulmonaires constatées à l'autopsie. — Voici, du reste, une observation qui rendra compte, mieux qu'une description, du mode d'envahissement et de terminaison de cette pneumonie :

Le prisonnier D..., vannier, entré il y a deux mois dans l'établissement, tousse depuis environ quatorze jours. Depuis un certain temps, lassitude générale, perte de l'appétit et diarrhée. La maladie augmentant toujours, il entre à l'infirmerie le 9 juin avec trente-neuf degrés. L'examen démontre l'existence d'une pneumonie du lobe inférieur droit; pouls à 100. Urine 1.020, albumineuse. Splénomégalie non appréciable, obumbilation intellectuelle. Il tombe dans le collapsus et y reste les 9, 10, 11 juin; la température varie de 38°2 à 39°4. Mort le 11 juin.

On ne peut trouver d'autres causes que l'encombrement : la gravité de l'affection n'est pas en rapport avec l'âge des malades; enfin l'inoculation de produits d'expectoration bronchiques à des lapins leur donne la pneumonie. Voici une des expériences qui mérite d'être rapportée :

Expérience. — Le 15 juin, des crachats verdâtres filants sont injectés sous la peau du dos d'un lapin adulte avec une

---

(1) Kühn. *Berl. klin. Wochenschrift*, 1875; *Deutsch. Arch. klin. Méd.*, 1878; *Berliner klin. Woch.*, 19 septembre 1881.

seringue de Pravaz. A partir de ce jour-là, la température est prise matin et soir avec un thermomètre introduit dans l'anus.

ÉVOLUTIONS	DATES	TEMPÉRATURE	
		MATIN	SOIR
	15 juin		38.3
1ᵉʳ jour	16 —	39.8	
2ᵉ —	17 —	40.6	
3ᵉ —	18 —	39.7	
4ᵉ —	19 —	39.7	
5ᵉ —	20 —	38.7	
6ᵉ —	21 —	38.9	
7ᵉ —	22 —	38.4	
8ᵉ —	23 —	39.6	
9ᵉ —	24 —	37.8	
10ᵉ —	25 —	37.8	
11ᵉ —	26 —	37.8	

Marche de la maladie. — D'abord constipation, puis pendant plusieurs jours diarrhée, suppuration au siège de l'injection et dans l'abdomen du même côté. La température présente au cinquième jour de la maladie une première rémission et au septième, une chute complète.

Cette expérience est des plus convaincantes : Kühn la répéta trois fois et obtint trois succès.

La même année, Penkert (1) décrivit une épidémie très bien caractérisée de pneumonie, observée dans le village de Riethnordhausen. Je dois entrer dans quelques détails à propos de cette relation; car elle est très probante et mérite à ce titre d'être connue de vous.

(1) PENKERT. *Berl. klin. Wochenschrift*, 1881; traduit et analysé dans la *Revue sanitaire* de Bordeaux, par le Dr Artigalas, 1885.

Voici dans quelles conditions elle s'est produite :

Le village est bâti au sud-ouest d'un cimetière ; entre le cimetière et la commune est une rue qui se dirige de l'est à l'ouest. Il n'y a qu'une seule maison qui se trouve au midi de l'autre côté de la voie, directement en face du cimetière ; tout contre le cimetière et vers le village, c'est-à-dire à l'ouest, se trouvent l'église et la maison des morts ; et un peu en retrait et inclinés sur la ligne du mur de clôture de quarante-cinq degrés environ, une bergerie et un grenier à foin qui regardent le nord-ouest du cimetière ; au delà, une mare ; en deçà, au sud-est, l'école dont la façade regarde justement le cimetière. Ce cimetière a un sol très poreux qui s'infiltre facilement et se draîne par suite dans la mare. Or, le vent qui souffle le plus fréquemment dans la localité, est le vent de nord-ouest, dont la direction est oblique par rapport au cimetière. Il vient donc frapper directement sur la façade de l'école, après avoir balayé obliquement la mare et le cimetière, en respectant toutefois la maison qui est protégée par la bergerie, et, en tout cas, par la direction même du vent.

Penkert observa tout d'un coup, parmi les enfants de l'école, un certain nombre de cas de pneumonie infectieuse dont l'apparition avait coïncidé avec le vent de nord-ouest. Sa monographie contient quarante-deux observations très concluantes. Cette pneumonie est très contagieuse ; en voici un exemple : un enfant de l'école se trouve en contact avec un enfant du village ; celui-ci est atteint de pneumonie et communique sa maladie à ses parents et aux voisins. Je me propose, du reste, de revenir sur ce caractère dans la prochaine leçon.

Cette pneumonie est précédée de prodromes très

longs, se localise à un des côtés de la poitrine et a une évolution cyclique très rapide.

Dans le *Berliner Klinische Wochenschrift* (1), on trouve, à la date du 6 juin 1881, la relation d'une épidémie de pneumonie croupale (fibrineuse), observée à Ober-Sikle, par von Holwede et Münick. Dans ce village, qui possède quatre cents habitants, il y a cinquante enfants au-dessous de cinq ans. L'épidémie avait paru à la suite de mauvais temps qui avaient forcé les parents à confiner les enfants dans la maison.

La même année, Butry (2) décrit, dans les *Archives de Médecine clinique,* une épidémie de vingt cas de pneumonie maligne, arrivée à Becherbach, hameau de quatre cent soixante habitants.

Ces vingt cas se décomposent ainsi : 12 enfants de moins de quinze ans et 8 adultes, et donnent au total 9 morts.

L'étiologie est la même que précédemment et la marche de l'épidémie est caractéristique, c'est-à-dire progressivement envahissante, avec des prodromes très longs, et une terminaison rapide.

Enfin, l'année dernière, à la session de Blois, de l'Association française pour l'avancement des sciences, M. Chaumier (3), dans une communication sur « la nature épidémique et contagieuse de la pneumonie franche », signale comme ayant sévi sur deux villages des environs de Blois, cent un cas de pneumonies. Ces pneumonies atteignaient tantôt l'un,

---

(1) Von Holwede und Münick. Epdidemisches Auftreten von croupöser Pneumonia in Ober-Sikle. (*Berliner, klinische Wochenschr.,* 1881; *Arch. f. klin. Med.,* 1881.)

(2) Butry. Epidem. malign. pneum. in. Dorfe Beckerbach.

(3) Chaumier. (Du Grand Pressigny) Compte rendu de l'association française pour l'avancement des sciences, 1884.

tantôt l'autre village et arrivaient par séries séparées par un intervalle de un à deux mois.

L'auteur ajoute que les enfants ont été particulièrement frappés; mais il note une mortalité proportionnellement élevée chez les adultes.

Messieurs, j'en ai fini avec l'histoire des épidémies; vous avez pu voir combien elles sont nombreuses et, pour la plupart, démonstratives. Nous pouvons donc dès maintenant, et sans arrière-pensée, regarder la pneumonie comme une maladie nettement infectieuse, revêtant parfois le caractère épidémique, ainsi que je vous l'ai, d'ailleurs, surabondamment prouvé. Il me reste cependant encore, pour terminer ma tâche, à établir devant vous que cette affection est contagieuse; que dans les pneumonies infectieuses comme dans les pneumonies franches, on trouve constamment un microorganisme, cause efficiente de la maladie, susceptible d'être cultivé et inoculé et qu'enfin les liquides normaux ou pathologiques, le sang principalement, peuvent servir à réaliser ces cultures et à faire ces inoculations.

QUINZIÈME LEÇON

DE LA PNEUMONIE

MALADIE CONTAGIEUSE ET INOCULABLE

Messieurs,

Dans la précédente leçon j'ai insisté sur le caractère épidémique de la pneumonie : je vous ai sommairement résumé la plupart des épidémies connues. Je me propose aujourd'hui de traiter devant vous de la contagiosité de cette affection et de vous indiquer brièvement le résultat des inoculations pratiquées.

Mais, tout d'abord, je dois répondre à une difficulté que je vois naître dans vos esprits. Qu'est-ce qu'une épidémie, me dites-vous, si ce n'est des contagions répétées d'individus à individus par l'air, les liquides ou les solides? et qu'est-il besoin, après avoir décrit l'épidémicité de la pneumonie, de venir répéter les mêmes choses à propos de la contagion?

Messieurs, je n'entrerai pas ici dans des définitions de termes; je ne vous indiquerai pas la valeur respective des mots épidémie et contagion : je me contenterai de vous rappeler qu'il peut y avoir contagion sans épidémie ; c'est ce qui arrive dans la syphilis, la rage, la morve, etc., et réciproquement qu'il peut y avoir épidémie sans contagion : exemple, la fièvre typhoïde.

Au reste, l'évolution séculaire des maladies fait changer elle-même la contagiosité et l'épidémicité de certaines affections. Je ne m'appesantirai pas sur ces changements parfois graduels, brusques parfois, si bien étudiés par le professeur Anglada (1). Mais lisez le petit traité de Fracastor et l'élégante traduction qu'en a donnée M. Alf. Fournier, et vous verrez sous quel aspect bien différent de celui auquel nous sommes accoutumés, se présentait alors le mal français.

D'ailleurs, dans le cours de l'étude que nous allons entreprendre, vous verrez que s'il a été jusqu'à un certain point facile de trouver des épidémies très bien caractérisées de pneumonie, il n'en est pas de même pour les faits de contagion. Ceux-ci, en effet, ont été souvent très difficiles à établir, problablement parce tous nous sommes plus ou moins vaccinés pour la pneumonie et aussi parce que le germe doit en être répandu sur toute la terre civilisée. Les faits demandent donc à être précisés d'une façon toute particulière pour être démonstratifs. Je les diviserai, pour plus de clarté et d'exactitude, en deux catégories principales : les douteux, ceux dont il est fait mention dans les auteurs, sans qu'on puisse savoir s'ils remplissent toutes les conditions de certitude désirable, et les certains, ceux qui ne peuvent faire l'objet d'aucun doute. Cela dit, j'entre immédiatement en matière.

Le premier travail dans lequel il est question de contagion est celui de Thorensen (2), publié dans le

---

(1) ANGLADA. Maladies anciennes et maladies nouvelles.
(2) THORENSEN. Pneumonies miasmatiques (*British méd. clin. Review*, 1872).

British médical clinic Review en 1872, à la suite d'observations récentes, venant corroborer des faits observés autrefois par les mêmes auteurs. En 1863, Thorensen a vu onze cas de pneumonie se succéder à court intervalle dans des familles très voisines les unes des autres. Il relate également un autre fait datant de 1868 : cinq personnes prennent la pneumonie en soignant des malades atteints de la même affection. Enfin, en 1869, il observe un certain nombre de cas de pneumonie dans des appartements situés dans le voisinage d'une fabrique de verre. De ces faits, il conclut à la contagiosité de la pneumonie, et recommande des mesures d'isolement.

Quatre observations publiées dans *The Lancet*, en 1875, par Winter Blyth (1), paraissent plus concluantes encore :

Un fermier atteint de pneumonie est soigné par une nièce qui prend la maladie et la transmet à son mari.

Un vieillard de soixante-douze ans, pneumonique, est soigné par un de ses parents, qui prend la pneumonie et meurt. Le malade avait des crises de dyspnée intense, et le parent, obligé de soulever la tête du vieillard, RESPIRAIT AINSI LE MÊME AIR QUE LUI. Nous verrons l'importance de cette circonstance quand nous parlerons du mode de contagion.

En 1875, un homme, marié et père de famille, succombe à une pneumonie grave : sa femme est rapidement atteinte et soignée par sa fille. Cette dernière, venue d'une ville voisine, sa résidence, pour

---

(1) WINTER BLYTH. D'une forme infectieuse de pneumonie (*The Lancet*, 1875).

assister sa mère, rentre chez elle, avec une pneumonie et transmet la maladie à cinq personnes.

Enfin, un fermier pneumonique est soigné par sa servante, et meurt. La domestique revient dans son pays où il n'y avait jamais eu de pneumonie, et communique la maladie à sa sœur.

Hardwische (1), dans la *Gazette médicale* de 1876, a réuni un certain nombre d'observations analogues.

Un vieillard, atteint de pneumonie, appelle ses héritiers pour leur partager sa succession : ils meurent tous de pneumonie. — Un autre communique la maladie à trois personnes qui étaient venues lui rendre visite. — Un autre encore, transmet à six de ses parents une redoutable pneumonie, etc.

Ces faits, assurément, fournissent des présomptions sérieuses en faveur de la contagiosité de la pneumonie. Toutefois, ils ne nous paraissent pas assez concluants, et laissent place à quelques réserves.

Pour qu'on puisse dire d'une maladie qu'elle est véritablement contagieuse, il faut, non seulement ment surprendre la contagion au moment où elle se produit, mais encore pouvoir l'arrêter par des précautions antiseptiques.

Müller (2) cite le fait d'une famille dans laquelle il a observé six cas de pneumonies, en quinze jours. La mère tombe malade et transmet la pneumonie à son mari ; celui-ci contagionne un de ses fils et, par lui, la maladie passe à deux de ses frères et à une sœur.

---

(1) Hardwische. Pneumonie, maladie infectieuse, etc. (*Gazette médicale*, 1876, p. 515 et suiv.).
(2) Müller. Endemische pneumonie (*Deutsch. Arch. f. klin. Med.*, 1878, p. 127 et suiv.)

Un travail publié dans *The Lancet*, de 1881, par Costello (1), médecin militaire de l'armée anglaise, dans l'Inde, relate les faits suivants :

Le 1er régiment de Pendjab était en garnison à Dhera-Ghazi-Khan. Le temps était très chaud, mais il n'y avait aucune épidémie signalée, lorsque, tout à coup, dans deux compagnies, on observa un certain nombre de pneumonies qui donnèrent trente ou quarante décès sur un effectif de cinq cent cinquante hommes. Aussitôt l'entrée de ces hommes à l'hôpital, des pneumonies apparurent, soit chez les malades déjà hôpitalisés pour d'autres causes, soit chez les infirmiers. Costello envoya tout le régiment sous la tente, fit désinfecter à fond les locaux contaminés et l'épidémie cessa. Notons en passant une coïncidence curieuse : Le 5e régiment établi à Abbotabad, au pied de l'Himalaya, dans un pays où la température est très basse, présenta, presque en même temps, une soixantaine de cas de pneumonie, d'origine inconnue, comme ceux de Dhera-Ghazi-Khan.

Ainsi donc, voilà un certain nombre de pneumonies contagieuses, survenant dans deux régiments soumis à des conditions climatériques inverses; conditions auxquelles on ne peut par conséquent pas attribuer, dans l'espèce, de rôle actif. Malheureusement, ces faits ne sont pas parfaitement établis. D'après Costello, la contagion se serait faite par les animaux qui étaient, à ce moment-là, atteints de péripneumonie; on ne peut admettre cette origine, car la péripneumonie des bêtes à cornes n'est pas une pneumonie; c'est une inflammation diffuse du

---

(1) COSTELLO. Remarques sur les types de pneumonie que l'on rencontre dans l'Inde septentrionale. — Epidémie de pneumonie au 5e régiment du Pendjab (*The Lancet*, 1881, t. I, p. 171 et suiv.).

tissu interstitiel du poumon, qui devient intra-lobulaire secondairement, et non une maladie générale à localisation pulmonaire.

Costello ne nous donne pas assez de renseignements pour que nous puissions savoir comment l'affection a débuté. Est-elle née sur place ? A-t-elle été importée ? Peut-être même est-ce une épidémie de pneumo-typhus(1). Pour toutes ces raisons, nous devons accepter le fait avec les plus grandes réserves.

Nous devons rapprocher de l'article de Costello, la communication faite en 1874, à l'Académie de médecine, par M. le professeur Jaccoud (2). En revenant de Rio de Janeiro, sur le paquebot *La Gironde*, il observa un certain nombre de cas de pneumonie qui furent arrêtés par des lavages à l'eau phéniquée et des aspersions légères du même liquide dans les cales qui contenaient des cuirs de la Plata.

W. Patchett (3) a relaté, en 1882, dans *The Lancet*, une observation intéressante : Cinq personnes, dont quatre frères et une sœur, propriétaires aisés, habitaient, dans les conditions hygiéniques les meilleures, une ferme isolée et bien située. Tout à coup, Patchett est appelé auprès de l'aîné des frères, James, âgé de soixante-treize ans, chez lequel il constate les signes classiques de la pneumonie. Malgré le traitement, le

---

(1) Les troupes étaient dans des baraquements ; ces baraquements étaient-ils neufs? n'y avait-il pas eu d'autres pneumonies? Le médecin anglais néglige de nous donner ces importants détails. Le fait de la cessation de l'épidémie après l'évacuation du casernement, tendrait à faire admettre que le virus était inhérent aux locaux habités. Jurgensen (*Congress. f. innere Med.*, 1884, 21 et 24 avril), dit que l'on a trouvé le coccus de Friedländer dans les plâtres, le bois et autres matériaux de construction. Nous pourrions penser qu'il s'agit dans l'espèce d'un fait de ce genre ; mais rien ne prouve la légitimité d'une pareille assimilation.

(2) Jaccoud. *Bulletin de l'Académie de médecine*, 1874.

(3) W. Patchett. Pneumonie contagieuse (*The Lancet*, 25 févr. 1882).

malade meurt en cinq jours. Le second des frères, John, âgé de soixante-six ans, succombe à la même maladie au bout de trois jours et la transmet à ses deux autres frères, Joseph (soixante-trois ans), et William (soixante-quatre ans) : ils meurent tous deux en quarante-huit heures. Enfin, la sœur est à son tour frappée et meurt avant la fin du quatrième jour.

Ces faits seraient très probants s'il nous était possible d'expliquer une pareille explosion. Mais Patchett oublie, comme Costello, de nous renseigner sur l'origine de cette pneumonie; il omet également de dire s'il a pris contre elle des mesures de désinfection.

Enfin, nous arrivons à des faits à peu près incontestables et qui nous permettent d'établir notre thèse d'une façon indiscutable.

Bonnemaison (1), dans le travail que nous avons cité, rapporte un grand nombre de cas, dont quelques-uns sont plus ou moins certains. En voici un qui est des plus démonstratifs :

Un vieillard de soixante-seize ans tombe malade de pneumonie après trois jours de prodromes. Sa fille accourt pour le soigner, et trois jours après son arrivée, présente les mêmes prodromes qui, quatre jours après, se résolvent en une pneumonie. Ce chiffre de trois jours doit représenter la durée de la période d'incubation. Nous verrons tout à l'heure que Penkert arrive à peu près au même chiffre.

Cette dame avait un fils qui faisait, à ce moment-là, son volontariat. Il vient voir sa mère, et quatre jours après sa rentrée au corps, il a quatre jours de podromes, au bout desquels, une pneumonie se déclare et dure trois septénaires.

(1) BONNEMAISON. *Loc. cit.*

Citons encore les faits de la prison de Moringen, rapportés par Kühn(1). L'auteur, par excès de rigueur, pour se mettre dans des conditions d'exactitude parfaite, ne parle pas de la contagion entre détenus, ni même entre malades à l'infirmerie. Or, les surveillants de la prison, qui logeaient en ville et n'avaient avec les prisonniers que des rapports restreints, ont aussi été atteints de pneumonie, et ont communiqué la maladie à leurs parents et à leurs voisins.

Enfin, une observation beaucoup plus frappante que toutes celles-ci, est celle de Kühn lui-même. Pendant qu'il soignait les pneumoniques de la prison, il fut un jour pris de douleurs vagues et mal caractérisées, et présenta, en un mot, tous les symptômes de la période prodromale. Heureusement que, par une médication énergique, il enraya la marche de la maladie ; mais sa petite-fille tomba aussi malade. Elle venait attendre son père, et malgré la défense expresse qu'il lui en avait faite, se suspendait à son cou et l'embrassait avant que celui-ci ait eu le temps de changer d'habits. La petite-fille eut la pneumonie. Le cocher de Kühn, qui brossait les vêtements de son maître, fut également atteint et remplacé par la bonne de la maison, qui paya, à son tour, tribut au mal. On donna à cette fille une remplaçante qui devint bientôt pneumonique. Pendant ce temps, la première servante, qui était allée à la campagne pour purger sa convalescence, transmit la maladie à une de ses sœurs.

Voilà une observation qui est des plus certaines, puisqu'elle fait mention de l'origine de la maladie, des instruments de la contagion et de la période pro-

(1) Kühn. *Loc. cit.*

dromale que nous avons décrite dans la pneumonie infectieuse (1).

Ce seul fait suffirait à établir d'une façon presque mathématique la contagiosité de la maladie, mais je veux encore revenir sur l'épidémie de Riethnordhausen, rapportée par Penkert (2), et dont je vous ai entretenu dans la dernière leçon.

Là encore, nous trouvons des faits de contagion patents qui, bien qu'observés en temps d'épidémie, ont, ainsi que vous allez pouvoir en juger, une grande valeur démonstrative pour la thèse que je me suis proposé d'établir.

Voici quelques observations résumées :

Hulda Jeger, six ans, n'allant pas à l'école. Pneumonie fibrineuse postérieure inférieure droite. Début subit le 28 mars. Atteinte légère, symptômes moins prononcés que précédemment, fin de la maladie le 1er avril. Une sœur, parfaitement bien portante, va à l'école, où règne actuellement l'épidémie. — Durée probable de l'incubation : cinq jours.

---

(1) Malgré ces caractères d'évidence, elle a cependant donné lieu a quelques critiques de M. Grancher. Cet auteur, dans un article paru dans le dernier numéro de la *Revue de Médecine,* traite cette observation d'« histoire à sensation » et se récrie contre la prétention « de considérer comme pneumonie l'indisposition fruste de Kühn et de son cocher ». Si l'éminent professeur refuse d'admettre comme pneumonie la maladie de Kühn, je lui abandonne même l'observation du cocher ; mais que dira-t-il de l'enfant et de la servante ? Après les prodromes, Kühn dit « *on peut démontrer, par places, des noyaux d'induration qui se développèrent successivement comme dans la* pneumonia migranus ».

Et pour la sœur de la servante qui habite un village éloigné et qui, huit jours après l'arrivée de la malade, présente les symptômes de la pneumonie infectieuse ? On peut ajouter les faits de Penkert qui paraissent bien démonstratifs aussi ! Que la pneumonie soit contagieuse toujours, cela ne se peut soutenir ; mais qu'elle ne puisse pas prendre une forme contagieuse comme une forme infectieuse : cela est actuellement indiscutable.

(2) PENKERT. *Loc. cit.*

Hulda Hessler, six ans, non écolière, tombe subitement malade le 30 mars. Pneumonie fibrineuse postérieure gauche. Fin le 1ᵉʳ avril, avec sueurs profuses, sans herpès. Dyspnée, et souffle bronchique fort. S'est infectée par des rapports avec la sœur de la maladie de l'observation ci-dessus. — Durée probable de l'incubation : cinq jours.

Paul Hartenhauer, tombe malade de pneumonie. Sa mère est à son tour atteinte et communique la maladie à une petite fille qui ne fréquentait pas l'école, etc., etc.

En résumé, sur les quarante-deux observations du mémoire de Penkert : 12 sujets ont été contagionnés directement à l'école (1).

4 ont été contagionnés par l'intermédiaire de personnes saines (2).

Enfin, ont été atteints par reproduction du germe de la maladie dans les malades et par contagion directe :

a) Pendant le stade d'incubation : 5 (3) ;

b) Pendant le stade d'incubation ou le stade prémonitoire de la maladie : 19 (4);

c) Vers la fin de la maladie : 2 (5).

Mais je ne croirais pas avoir démontré d'une façon suffisante la contagiosité de la maladie, si des inoculations n'avaient pas été faites et suivies de succès.

Les premières expériences de ce genre, instituées par Klebs, furent très démonstratives. Avant de vous en indiquer les résultats, je vous citerai les faits de Wolf et de Hohenhaufen (6) qui injectèrent, dans le

---

(1) Obs. 1, 2, 5-10, 15-14, 19.
(2) Obs. 3, 4, 11, 31.
(3) Obs. 22, 23, 39, 41, 42.
(4) Obs. 15-18, 20, 21. 24-28, 30, 32-34, 36-38, 40.
(5) Obs. 29, 35.
(6) WOLF et HOHENHAUFEN. *Deutsche f. klin. Med.*, 1875.

tissu cellulaire d'un chien, du suc de pneumonie, et reproduisirent la pneumonie.

Klebs (1), dans un travail admirable qui comporte l'étude de tous les microbes — et que j'engage vivement ceux d'entre vous, qui connaissent la langue allemande, à lire et à consulter — consacre un long article à la pneumonie. Suivant la méthode généralement employée en Allemagne, cet auteur a fait, dans la chambre antérieure de l'œil de lapins, une injection de suc de pneumonie.

Cette méthode d'inoculation a des avantages et des inconvénients ; ceux-ci sont en grande partie dus à la lenteur avec laquelle se produit l'effet désiré ; ceux-là viennent de la commodité de la position anatomique et de la simplicité et de la rapidité du manuel opératoire. Ces inoculations lui ont donné des résultats positifs ; partout il a reproduit la pneumonie dont il a constaté les lésions à l'autopsie.

Il a trouvé d'abord, dans le poumon, des monades, auxquelles il attribue le processus morbide ; mais, ce qu'il a vu de plus remarquable, ce sont des colonies nombreuses de micrococcus à la base de la valvule tricuspide ; et ce dont il a été le plus frappé, c'est du développement considérable des gaines lymphatiques péri-vasculaires, formant à la périphérie des vaisseaux, des travées blanchâtres visibles à l'œil nu. Au microscope, on constatait que ces travées étaient constituées par des vaisseaux lymphatiques surdistendus et littéralement *bourrés* de bactéries. Cette disposition, vue par Klebs, a été décrite par Friedländer, qui en a fait l'objet d'un intéressant travail. Je l'ai

---

(1) KLEBS. *Loc. cit.*

moi-même cherchée dans plusieurs cas et l'ai presque constamment trouvée.

Avant de terminer cet entretien je désire entrer dans quelques détails sur l'anatomie pathologique de la pneumonie du lapin. Ces notions très brèves simplifieront la tâche de la prochaine leçon où je vous parlerai de la topographie du microbe de la pneumonie.

Dans les autopsies pratiquées par Klebs, il a presque constamment trouvé confondus les trois stades que l'on a l'habitude de décrire dans la pneumonie à forme grave.

Le premier stade, ou de congestion hémorragique, est constitué surtout par une diapédèse très intense de globules rouges dans les alvéoles ; le second stade, ou de prolifération endothéliale, stade de l'hépatisation rouge, est caractérisé, ainsi que le mot l'indique, par une véritable hyperplasi ecellulaire : enfin, le troisième stade, ou de transformation granulo-graisseuse, stade d'hépatisation grise, est celui dans lequel les produits épanchés subissent la dégénérescence purulente.

De plus, dans presque tous les cas, on trouve des lésions dans le cœur, le cerveau, le foie et le rein, sur lesquelles je me propose de revenir dans la conférence suivante.

Je comprends la pneumonie comme une maladie générale infectieuse, épidémique, contagieuse, inoculable, due à la présente dans le sang d'un microbe dont nous ignorons encore le mode d'introduction dans l'économie. La première réaction de l'organisme contre le germe constitue la période prodromale et les localisations secondaires sont d'autant plus nombreuses que plus grande est la quantité de microbes (1). *La décharge bactérienne* principale se fait dans le poumon. Enfin on retrouve les bacilles dans toutes les sécrétions ou excrétions, dans la sueur, la bile, l'urine et aussi dans le liquide céphalo-rachidien.

Voilà, d'une façon générale, comment on peut comprendre la pneumonie en tant qu'affection clinique. Avec ces données, il vous sera facile de saisir les particularités d'analyse auxquelles je me livrerai dans la prochaine séance et qui vous permettront de vous rendre compte, autant que possible, de l'évolution du processus pneumonique.

(1) C'est-à-dire, que plus virulent est le liquide d'inoculation ou le germe morbide, que mieux est préparé le terrain.

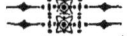

SEIZIÈME LEÇON

TOPOGRAPHIE DES MICROBES

DE LA PNEUMONIE

Messieurs,

En vous donnant, à la fin de la leçon précédente, des notions générales sur les lésions microscopiques de la pneumonie, j'ai eu pour but d'attirer spécialement votre attention sur le caractère général de la maladie. J'ai voulu de plus insister sur ce fait, que la localisation pulmonaire, dont les symptômes dominent toujours la scène, est toujours accompagnée et suivie, du côté des divers appareils d'excrétion ou de sécrétion, d'altérations visibles, même à l'œil nu, et dont je me propose de vous dire quelques mots au début de cet entretien. Je vous indiquerai ensuite, aussi exactement que possible, la topographie des microcoques dans les organes atteints; enfin, je terminerai les leçons sur la pneumonie par l'exposé de l'état actuel de nos connaissances sur son microbe ou ses microbes.

Je vous ai déjà parlé des trois stades de la maladie

dans le poumon(1); je ne ferai que vous les énumérer de nouveau : le premier stade, ou de congestion hémorragique, le deuxième, ou de prolifération endothéliale, le troisième, ou de régression des tissus. Ces trois degrés d'un même processus sont caractérisés par des colorations différentes du tissu pulmonaire, par une plus ou moins grande consistance du parenchyme, etc., tous phénomènes, qui sont longuement décrits dans les livres classiques et sur lesquels je ne m'arrêterai pas.

Les lésions de la fibre musculaire du cœur sont très légères; on y retrouve, dans certains cas, la coloration brique spéciale de toutes les grandes pyrexies. Mais la caractéristique la plus frappante de la présence du microorganisme de la pneumonie, est l'intensité du processus de coagulation qu'il détermine. C'est ainsi que l'on constate, dans l'oreillette droite en particulier (2), des coagula assez considérables pour se prolonger souvent jusque dans les plus fines ramifications de l'artère pulmonaire.

Klebs (1) a décrit un cas dans lequel il a trouvé, au voisinage de l'orifice pulmonaire, des amas jaunâtres de micrococcus et de fibrine épanchée, visibles à l'œil nu. Ces paquets de bactéries s'étaient réunis en une sorte de *coin* qui partait de l'artère pulmonaire, au point d'implantation de la valvule tricuspide, avait disséqué les fibres musculaires du même côté et avait fusé jusqu'à la pointe du cœur.

Du côté du foie et du rein, on retrouve à peu près les mêmes altérations : on a vu dans ces organes les mêmes amas grisâtres, gris-jaunâtres que je vous ai

---

(1) Voir la précédente leçon.
(2) Picot. Leçons cliniques sur le traitement de la pneumonie, page 31.
(3) Klebs. *Loc. cit.*

signalés dans le poumon. Dans le rein en particulier, ils s'accumulent sur la frontière des lobules rénaux et y déterminent des lésions sur lesquelles nous reviendrons.

Qu'il vous suffise de savoir, pour le moment, qu'il existe, entre les lésions de ces deux organes, un balancement parfait.

L'urine est presque constamment albumineuse.

L'intestin est le plus souvent sain, mais on a vu se produire des décharges bactériennes, sur lesquelles on n'est pas encore bien fixé.

La rate est presque toujours tuméfiée. Vous avez pu constater, dans la plupart des épidémies dont je vous ai parlé, que la splénomégalie est signalée dans le plus grand nombre de cas. Les Allemands attribuent à ce symptôme une importance considérable : ils en ont fait la caractéristique des maladies infectieuses.

Dans le cerveau, on retrouve également les mêmes paquets jaunâtres que dans le rein et le cœur ; dans un cas, même, on les a découverts jusque dans le cervelet. En même temps que la présence de ces corps étrangers, on constate dans tous les organes une congestion plus ou moins intense.

Enfin, du côté des séreuses, et surtout de la plèvre et du péricarde, on observe quelquefois des inflammations qui aboutissent à des péricardites ou à des pleurésies.

Voilà, macroscopiquement, les localisations diverses du poison pneumonique. En vous les énumérant, je vous ai indiqué, par le fait même, les principales complications auxquelles cette maladie peut donner lieu. L'étude en est assez complexe ; mais lorsque je vous aurai donné des notions sur le bacille et sa topographie dans les différents tissus, vous comprendrez le pourquoi de ces lésions, dont la raison vous échappe encore.

Ainsi que je vous le dirai dans la suite, le schizomycète de la pneumonie est un bâtonnet plus renflé à une extrémité qu'à l'autre et muni d'une capsule dont l'existence a été pour la première fois révélée par Gunther (1).

Ces micrococcus forment des colonies nombreuses que l'on trouve dans le sang en plus ou moins grande abondance suivant le degré d'intensité de la pneumonie. Les crachats en contiennent toujours, mais en quantité variable, suivant le nombre de jours auxquels remonte la maladie. Dans le poumon, on trouve un chiffre considérable de bactéries soit à l'état de liberté dans l'exsudat, soit, au contraire, contenues dans les cellules de l'endothélium pulmonaire qu'elles occupent à la manière du bacille tuberculeux.

A la première période, ou de congestion hémorragique, on retrouve des micrococcus dans le sang épanché. J'aurai l'occasion de vous dire que M. Talamon (2) a nié le fait, je ne sais pour quelle raison ; tout le monde l'admet, sauf le distingué chef de clinique de la Faculté de Paris.

Mais pour vous faire mieux saisir quelle est à la deuxième période de la maladie la disposition des microbes dans les différents organes atteints, et pour mieux graver dans votre esprit les lésions causées par la bactérie de Klebs, je vais — faisant abstraction des idées nouvelles de M. Sabourin qui tend à considérer le foie comme une glande en grappe — établir une

---

(1) Gunther. Voir la 17ᵉ leçon.
(2) Talamon. Loc. cit. (Voir la 17ᵉ leçon).

comparaison entre le lobule pulmonaire, le lobule rénal et le lobule hépatique.

Cette comparaison est justifiée par cette considération que le foie, le rein, le poumon constituent les trois grands appareils d'élimination : le premier, pour les matières non assimilables de la digestion; le second, pour les derniers produits d'oxydation et l'eau de combustion des tissus; le troisième, enfin, pour les déchets gazeux de la nutrition.

Que l'on considère donc l'un quelconque de ces lobules, on trouve qu'ils sont essentiellement constitués :

1º De vaisseaux sanguins (artérioles et veinules);

2º D'un élément cellulaire spécial, cellule endothéliale pulmonaire, cellule hépatique, cellule épithéliale des canalicules à endothélium trouble;

3º De lymphatiques, dont la disposition varie pour chacun de ces organes;

4 D'un canal excréteur;

5º Enfin, d'un substratum conjonctif que nous ne ferons que mentionner.

Ceci établi, voyons comment procède le bacille dans sa marche envahissante.

Au début, le bacille détermine par sa présence, de la part des cellules de l'organe attaqué, une vive réaction qui se traduit par une congestion intense aboutissant, dans un temps plus ou moins éloigné, à l'hémorragie. A ce moment, on trouve le schizomycète à l'état libre dans le sang épanché, c'est-à-dire, en continuant ma comparaison, pour le poumon dans la cavité intra-alvéolaire, pour le rein entre la capsule de Bowman et le peloton vasculaire qu'elle contient, pour le foie dans les espaces conjonctifs intercellulaires autour des vaisseaux sanguins.

10.

Mais le processus continuant détermine, du côté des différentes parties du lobule, les phénomènes suivants : du côté des éléments cellulaires, prolifération et infiltration par les bâtonnets ; du côté des vaisseaux, coagulation et oblitération ; du côté des lymphatiques, infiltration des tuniques et oblitération ; du côté des canaux excréteurs, oblitération complète.

Enfin, à un degré plus avancé, la suractivité vitale imposée aux cellules donne naissance à des éléments embryonnaires (1) qui, par suite d'insuffisance de nutrition sont frappés de mort et subissent la dégénérescence granulo-graisseuse.

Telle est, Messieurs, la marche du processus pneumonique ; par elle, vous voyez combien il vous est facile de vous rendre compte de ces lésions macroscopiques du poumon, du foie et du rein, dont la relation pouvait vous paraître confuse.

Mais un organe aussi souvent frappé que ces derniers et sur lequel je dois insister pour cette raison : c'est le cœur.

Messieurs, j'ai déjà eu l'occasion de vous parler, à propos du bacille de la tuberculose, de l'existence dans le muscle cardiaque, au niveau de l'implantation des valvules, d'un espace conjonctif triangulaire non décrit. Cet espace conjonctif, lieu fréquent d'origine des rétrécissements et des insuffisances, est le siège de prédilection des microbes de la pneumonie dans le cœur ; ils s'y accumulent dans certains cas en si grand nombre que, avec la fibrine dont ils ont déterminé la coagulation, ils constituent des amas jaunâtres, visibles même à l'œil nu, ainsi que je vous

---

(1) Globules blancs.

l'ai déjà dit. C'est donc là qu'il convient de les chercher, lorsqu'on en veut faire des préparations (1).

Les centres nerveux peuvent contenir des microbes en grand nombre ; apportés là par le sang, ils provoquent, dans les cellules nerveuses, des réactions analogues, mais non semblables à celles produites par le bacille de Koch. Ce dernier, en effet, est surtout nécrosique et il réalise très rapidement, dans les tissus soumis à son influence, des phénomènes de nécrose par fragmentation et vitrification, tandis que la bactérie pneumonique est surtout coagulante. Nous observons ainsi dans la pneumonie un fait semblable à celui décrit par Formad et Wood (2) pour la rougeole. Il en résulte surtout des troubles inflammatoires violents, mais qui peuvent être transitoires. Les lymphatiques de Robin et de His sont, comme leurs congénères du poumon, très augmentés de volume par suite de la distension de leurs parois par les bactéries.

Enfin, je terminerai cette topographie bacillaire, en vous disant que les coccus de la pneumonie ont été retrouvés dans la sueur, l'urine et, dans certains cas même, lorsque les bactéries sont en nombre considérable, dans la sérosité des vésicatoires.

Mais avant de passer à l'étude de ce microcoque, je ne puis résister au désir de vous donner une idée générale de ce que je crois être la marche du processus pneumonique.

---

(1) Pour plus de détails, voir l'Appendice qui est à la fin de la 9ᵉ leçon. — Voir également la planche du cœur située à la fin du volume.
(2) FORMAT et WOOD. Nature du poison rubéolique (*American Journal*, 1883).

Nous avons vu que la pneumonie était une maladie générale infectieuse épidémique et contagieuse, due à la présence dans le sang d'un schizomycète spécial dont nous ignorons, pour le moment, le mode d'introduction dans l'organisme.

A son entrée dans l'économie, le microbe se trouve en présence d'un milieu vivant, qui réagit avec plus ou moins de force, suivant les individus, contre cet élément de destruction et de mort. — Cette réaction constitue les prodromes dont il est fait mention dans la plupart des observations que je vous ai analysées. — La maladie peut s'arrêter là et produire cette pneumonie fruste dont le cas de Kühn nous fournit un exemple. — Mais les symptômes continuent : le sang lutte contre le microbe qui l'envahit et cherche à s'en débarrasser par un moyen quelconque. Les voies qui lui sont ouvertes sont celles dont il se sert physiologiquement pour éliminer les matières extractives dont l'accumulation constituerait pour lui un danger, je veux parler des organes d'excrétion. Or, parmi ceux-ci, le poumon, le rein, le foie, les glandes sudoripares occupent le premier rang. C'est dans le premier organe que va se faire la décharge principale et cela, non seulement parce que le bacille pneumonique est essentiellement aérobie, mais encore parce que c'est là où les vaisseaux sont le plus fragiles et le moins protégés par les tissus ambiants. Supposez la pneumonie légère, ou mieux, supposez que le sang contienne une proportion relativement peu considérable de microbes, le processus se bornera au poumon : vous aurez une pneumonie franche aiguë, sans complications et à pronostic bénin.

Mais admettez l'hypothèse contraire : supposez une quantité énorme de microbes, et dès lors, le poumon devient une voie insuffisante d'élimination pour le principe virulent. Il faut que le microbe se crée une porte de sortie : c'est le rein ou le foie qui vont être utilisés. Des deux, le moins résistant sera envahi et deviendra le siège d'une décharge bactérienne secondaire : vous aurez alors une pneumonie grave à complications hépatiques ou rénales.

Supposez les schizomycètes en nombre plus considérable encore et vous aurez alors, du côté du cerveau, des séreuses, même articulaires (1), etc., ces décharges bacillaires qui aboutissent à la formation de ces amas jaunâtres, dont Klebs, le premier, nous a donné la description ; vous trouverez dans la sueur, l'urine, la salive et même la sérosité des vésicatoires, des colonies nombreuses de bactéries ; en un mot, vous serez en face d'une de ces pneumonies foudroyantes, dont je vous ai rapporté quelques observations.

Voilà, à mon avis, la manière dont on pourrait comprendre, au moins jusqu'à présent, l'évolution de la pneumonie microbienne ; mais nos connaissances sont loin d'être parfaitement établies à ce sujet, ainsi que vous le prouveront surabondamment les discussions nombreuses auxquelles ont donné et donnent encore lieu les questions relatives aux microbes de la pneumonie.

Messieurs, je dois, en terminant cette leçon et avant de passer à l'étude même du microorganisme pathogène, écarter une objection que semble soulever un mémoire de M. Grancher, paru dans le dernier numéro de la *Revue de Médecine* (2). M. Grancher, raillant

---

(1) SCHÜLLER. Complications arthritiques microbiennes de la pneumonie.
(2) GRANCHER. *Revue de Médecine* (Mois de mai 1885).

agréablement M. Germain Sée, dont l'exclusivisme en matière microbienne est bien connu, et faisant allusion aux divergences des auteurs à propos du bâtonnet de la pneumonie, s'adresse aux microbiologistes et leur demande s'ils sont bien sûrs que la cause efficiente de cette maladie, par exemple, soit bien le microbe que l'on a si diversement décrit et non le froid, qu'on avait admis jusqu'à présent.

Cet argument, si spirituellement présenté, a été mis en avant d'une façon toute aussi saisissante par M. Baümler (1), au congrès de médecine interne de Berlin de 1884, comme nous le verrons plus loin.

J'ai déjà fait, au reste, justice de cette objection, en parlant de l'étiologie des pneumonies *a frigore;* mais les microbiologistes, en se refusant à admettre cette cause comme capable *à elle seule* de déterminer la pneumonie, n'ont jamais prétendu nier l'influence du froid sur la production de ce processus. Il y a, en effet, deux facteurs indispensables : la présence du microbe et un terrain prédisposé. Si la seconde condition n'est pas réalisée, la bactérie est impuissante ; si le premier facteur n'existe pas, le terrain serait-il dans les dispositions les plus favorables pour le développement du bacille, jamais vous n'aurez de pneumonie. Nous devons au moins, pour le moment, nous en tenir à ces conclusions.

Messieurs, vous avez pu voir dans le cours de cette leçon combien la connaissance du schizomycète de la pneumonie nous avait facilité l'étude des lésions que

---

(1) Baümler. Discussion sur le microbe de la pneumonie (3ᵉ congrès de médecine interne de Berlin, 1884). — Voir la 17ᵉ leçon où cette discussion est analysée.

Le compte rendu de ces séances a été publié dans le *Berliner Klinische Wochenschrift* et dans la *Semaine médicale* de 1884.

l'on trouve dans cette maladie. Certes, je n'ai pas la prétention de croire avoir dissipé tous les doutes, aplani toutes les difficultés, en vous parlant du microbe pneumonigène : mais vous remarquerez avec moi que l'anatomie pathologique microscopique nous a permis de nous rendre compte de phénomènes que la clinique nous avait fait constater, sans nous en donner l'explication. On ne saurait donc trop travailler dans cette voie qui déjà nous apparaît si féconde en résultats.

DIX-SEPTIÈME LEÇON

DES

MICROBES DE LA PNEUMONIE

Messieurs,

Le premier, par l'ordre des temps, qui ait signalé la présence de microcoques dans la pneumonie, est Billroth (1). Il a trouvé dans le sang des pneumoniques et l'exsudat pulmonaire, des cocco-bactéries dont il se borne à mentionner la présence.

Après lui, Klebs (2) voit et décrit le *monas pulmonale* et réalise le premier des inoculations dont je vous ai assez longuement entretenu pour n'y point revenir.

En 1881, Eberth (3) donne les résultats de ses recherches faites d'après un grand nombre d'autopsies, mais ne fournit à la science aucun fait digne d'être rapporté.

---

(1) Billroth. Untersuchungen über die Vegetationsformen von Kokkobacteria septica, 1874, p. 56 et suiv.
(2) Klebs. Beiträge zur Kentnis der pathogenen schistomyceten. *Arch. f. exp. Path.*, t. IV, p. 421-472).
(3) Eberth. Zur Kentniss der mycotischen Processe (*Deutsch. Arch. f. klin. Medicin*, t. XXVIII, 1881, p. 1 et suiv).

L'année suivante, en 1883, Friedländer (1) publie dans les *Archives de Virchow* un mémoire dont j'ai donné la traduction *in-extenso* et la critique dans la *Gazette hebdomadaire des Sciences médicales de Bordeaux*. Ce mémoire est trop important pour n'être pas analysé en détail.

Au début de son travail, Friedländer expose les considérations de pathologie générale que les Allemands ont coutume de faire à propos de la pneumonie depuis le travail de Jurgensen (2). Occupons-nous seulement de ce qui lui est personnel. Il a constaté dans l'exsudat alvéolaire la présence constante de micrococcus ellipsoïdes de 1 μ de long sur 1/3 de μ de large. Si ces micrococcus apparaissent souvent régulièrement circulaires dans les préparations, c'est parce qu'ils sont vus selon leur grand axe. Ils sont composés d'une substance homogène, légèrement réfringente, qui se colore par l'aniline. On les trouve disséminés dans l'exsudat pulmonaire; ils distendent les vaisseaux lymphatiques et, comme ils sont essentiellement aérobies, ils forment dans les moules fibrineux des bronches, des plaques dues à leur accumulation. Leur activité réactionnelle peut disparaître sans que leur forme change; c'est la raison qui explique l'insuccès des inoculations tentées par certains auteurs. Enfin, Friedländer n'a vu ni zooglées, ni bâtonnets, ni capsule; il ne parle ni de cultures, ni d'inoculations.

La même année, Griffini et Cambria (6) disent avoir trouvé, dans le sang des pneumoniques, des bacilles

---

(1) FRIEDLAENDER. Des schizomycètes dans la pneumonie (*Arch. de Virchow*, t. LXXXVII, 4 février 1882. *Gaz. hebdomadaire* de Bordeaux, traduction et analyse par les Drs ARTIGALAS et RIVALS, mars 1885).
(2) JURGENSEN. *Loc. cit.*
(3) GRIFFINI et CAMBRIA. Sulle etiologia della pneumonite cruposa (*Giornale internationale d. sc. med.*, 1882).

longs de 2 µ à 2 µ 1/2, larges de 0,8 à 0,9 µ, un peu étranglés en leur milieu. Ils ont fait des inoculations et réalisé les seules expériences contradictoires connues : ils ont obtenu de la pneumo-hémie, c'est-à-dire la présence du microbe dans le sang avec absence de lésions pulmonaires, fait qui n'a été, depuis, revu que par M. Talamon.

Leyden (1) retrouve le microcoque de Friedländer, le décrit comme lui, accepte les mêmes conclusions et fait remarquer les ressemblances qui existent entre le coccus de cet auteur et les coccus découverts dans d'autres maladies, telles que l'érisypèle.

Jusqu'ici, personne n'avait encore parlé de capsule ; Gunther (2), le premier, donne ce nom à la zone claire qu'il trouve autour du microbe. Köbner (3) a découvert aussi et décrit en même temps que Weiss (4), une capsule aux protoorganismes, dans la péripneumonie des bêtes à cornes.

En 1883, dans le *Centralblatt*, parait un nouveau travail de Leyden (5), indiquant comme extrêmement fréquente la forme en diplococcus et établissant un parallèle entre les schizomycètes de la pneumonie et ceux de la méningite et de l'érisypèle. Pour la première fois, il observe que les coccus exécutent dans certains liquides des mouvements très limités : c'est un mouvement de rotation sur place que j'ai moi-même eu souvent l'occasion de constater. — M. Grancher, qui est sceptique à l'endroit de la mobilité des

---

(1) LEYDEN. Demonstration über infectiöse Pneumonie (*Deutsche med. Zeit.*, 1882, 30 novembre).
(2) GUNTHER. (Société de médecine de Berlin, 30 novembre 1882.)
(3) KÖBNER. *Id.*
(4) WEISS. Lungensenche der Rinde (*Zeit. f. Parasitenheilkunde*, 1860).
(5) LEYDEN. Société de médecine de Berlin (*Centralbl. f. klin. Med.* 1883).

microbes, y croirait peut-être, s'il s'était placé dans les conditions où ces mouvements se produisent.

Après le mémoire de Leyden, notons un article paru dans la *Revue de Médecine de Vienne*, et dû à M. Max. Mätray (1). Ses recherches ont porté sur seize cas sans autopsie. Il décrit des coccus en forme de bâtonnets auxquels il accorde les dimensions suivantes : 1 µ de long sur 1/3 µ de large. Ces bâtonnets sont arrondis aux deux bouts et possèdent une capsule. A ce propos, il remarque que la capsule est plus allongée et plus brillante aux extrémités : le fait est vrai; mais ce n'est là qu'une illusion d'optique due à la convergence des lentilles formées par les différents points de la capsule. Enfin il cite Spina (2), qui prétend avoir trouvé constamment chez les tuberculeux le coccus à capsule. Je vous donnerai une idée du crédit qu'on doit accorder aux assertions de ce dernier expérimentateur en vous disant qu'il affirme avoir trouvé partout la bacille de Koch, même dans les garde-robes.

Salvioli et Zäslein (3) ont publié, dans le *Deutsche Medicinische Zeitschrift*, un mémoire, resté classique en Allemagne, dans lequel on ne trouve pas de faits nouveaux. Ils se contentent de dire qu'au sixième ou septième jour de l'évolution du processus, les bacilles sont plus nombreux dans les crachats que les jours précédents; qu'ils ont trouvé le coccus de Friedländer dans le sang et qu'enfin ils ont constaté l'extrême mobilité de ces organismes.

---

(1) Max. Maetray. Ueber Pneumoniekokken (*Wiener med. Press.* 17 juin 1883).

(2) Spina. Studien über Tuberkulose (*Wien. Braumueller*, 1883).

(3) Salvioli et Zaeslein (*Centralbl. f. d. med. Wiss.*, n° 41, 1883).

Enfin, nous arrivons à la communication faite, le 16 novembre 1883, par Friedländer et Fröbemus (1), à la Société de médecine interne de Berlin. Après quelques considérations générales, ils répondent aux objections que le premier travail de Friedländer avait soulevées et, en particulier, à la suivante : D'où vient que l'on ne constate pas toujours la présence du micrococoque ? C'est, répondent-ils, parce que l'on ne prend pas assez de précautions : le microbe de la pneumonie garde peu la matière colorante et se soustrait ainsi à l'examen. Il faut, pour éviter ces inconvénients, suivre la méthode indiquée par Gram, de Copenhague, méthode qui consiste à immerger la lamelle, avant la décoloration, dans une solution faible d'iodure de potassium ioduré.

La coloration élective leur paraît être le violet de gentiane : elle porte à la fois sur la capsule et le bâtonnet qui apparaît foncé, au milieu d'une zone plus claire. Les coccus sont tantôt isolés, tantôt doubles : dans ce cas, la capsule est double ; elle peut même comprendre jusqu'à trois et quatre microbes ; mais les expériences n'ont jamais vu de zooglées. La capsule est soluble dans les alcalis faibles et résiste aux acides forts ; elle paraît être composée de mucine. Pour la chercher, il faut employer de préférence une solution de violet de gentiane dans l'eau d'aniline. — Je crois, pour ma part, qu'il y aurait grand intérêt à se servir, dans l'espèce, de double coloration.

Friedländer et Fröbemus ont fait des expériences d'inoculations très démonstratives ; ils sont arrivés à rendre des souris pneumoniques, par de simples inhalations de liquides contenant les coccus de la pneu-

---

(1) FRIEDLANDER et FRÖBEMUS. Compte rendu de la Société de Médecine interne, *in Berl. kl. Wochenschr*, 9 novembre 1883.

monie. Enfin, ils ont fait des cultures avec du bouillon de Liebig et avec de la gélatine, et ont vu aussi les microbes se grouper à la surface et dans les couches superficielles de la gélatine, de façon à rendre la forme d'un clou à large tête planté dans le milieu nutritif; ils ont appelé cette forme : *culture en clou* (1).

La conclusion de leur mémoire est formelle : ils donnent comme caractéristique du microbe de la pneumonie : 1° la présence constante d'une capsule ; 2° la culture en forme de clou.

Après le travail de Friedländer, et presque en même temps, paraît un mémoire de M. Talamon (2), chef de clinique de la Faculté de Paris, mémoire dont on a beaucoup parlé en France, et que pour cette raison j'examinerai en détail.

M. Talamon s'excuse d'abord de cette publication hâtive : l'apparition du travail de Friedländer lui impose cette précipitation. Ceci dit, il entre en matière. Il prétend avoir trouvé dans l'exsudat pulmonaire des coccus à forme lancéolée qui, dans certains cas, peuvent s'allonger et réaliser ainsi la forme en flamme de bougie. Ces coccus, cultivés dans du bouillon de Liebig, ont 3 ou 4 µ de longueur sur 1|2 à 2 µ de largeur ; ils sont isolés ou s'accolent deux à deux, et forment des chaînettes en série de quatre dans le poumon et de huit à dix dans les cultures. Ces coccus sont immobiles et très bien colorables par le violet de méthylaniline. M. Talamon prétend n'avoir pu découvrir les coccus dans les crachats, parce que, dit-il, ceux-ci sont composés de beaucoup d'éléments ; l'observation est juste, mais on y rencontre aussi

---

(1) *Nagelkultur.*
(2) TALAMON. *Progrès Médical*, 1884, loc. cit.

beaucoup de coccus pneumoniques. Les cultures des crachats contiennent surtout des vibrions septiques. Dans vingt-cinq cas, le sang ne lui a présenté son coccus lancéolé, que deux fois, d'où il conclut : le bacille frappe d'abord le poumon, puis il se répand secondairement dans l'organisme. Voilà pour la morphologie et la topographie ; passons aux inoculations.

M. Talamon s'est servi, pour ses expériences, de deux malades : le premier, atteint de pneumonie avec de la péricardite et de l'endocardite végétante ; le second, d'une vaste pneumonie, ayant rapidement entraîné la mort. Avec *le sang* de ces pneumoniques, il a inoculé vingt lapins, deux cobayes, et quatre chiens.

Avant d'indiquer les résultats de ces expériences, nous adresserons à M. Talamon, deux reproches : le premier, c'est que nous ne connaissons pas assez exactement, d'après son mémoire, la provenance des liquides expérimentaux ; le second, c'est que l'un des deux cas au moins, celui de l'endocardite végétante, doit être éliminé, si l'on veut étudier la pneumonie franche.

Sur les quatre chiens, il n'a rien obtenu ; sur les vingt lapins, dans le péritoine desquels il a injecté son liquide à inoculations, pas de résultat. En opérant directement sur le poumon, il a obtenu vingt cas de pneumonie, dont seize se sont terminés par la mort, et quatre par la guérison. La durée de la maladie est de six jours. — Remarquons en passant que M. Talamon s'est servi des mêmes animaux pour les deux expériences, et, comme il néglige de nous renseigner sur le temps qu'il a attendu pour faire la deuxième inoculation, nous ignorons si ses lapins n'étaient pas en pleine période d'incubation, au moment où il a opéré la seconde fois.

Vous vous souvenez que M. Talamon avait conclu précédemment, que, le plus souvent, on ne trouvait pas de coccus dans le sang, même lorsque le poumon en était rempli. Eh bien! il fait l'autopsie de ses lapins et trouve les résultats suivants : sur seize morts, quatre présentaient un nombre infini de coccus dans le sang et pas de lésions pulmonaires : « *Ils étaient morts par le microbe pneumonique, sans pneumonie!* » Onze avaient de la pleurésie, de la péricardite, ou de la péritonite; huit seulement présentaient les lésions ordinaires de la pneumonie. Or, la pneumonie franche n'a pas l'habitude de se comporter ainsi, et, seule, l'expérience rudimentaire de Kühn avait donné de la pleurésie en même temps que de la pneumonie.

M. Talamon n'insiste peut-être pas assez sur la partie anatomo-pathologique de son mémoire. Il ne dit rien de particulier, et ne parle ni du cœur, ni du sang, ni des centres nerveux, ni même des lymphatiques du poumon ; un seul fait ressort de ses examens : ce sont les lésions concomitantes des séreuses.

De prémisses aussi bien établies, M. Talamon tire les conclusions suivantes :

La pneumonie lobaire fibrineuse est une maladie infectieuse, produite par la multiplication, dans le poumon, d'un microbe spécial. — Ce microbe se trouve dans l'exsudat pneumonique, pris directement sur le vivant. — *Il n'existe pas dans le sang, sauf dans certains cas probablement fort rares, au moment de l'agonie.* — Il a une forme caractéristique lancéolée, en grains d'orge ou de blé. — Il peut être isolé et cultivé dans un liquide approprié. — On peut produire expérimentalement la pneumonie lobaire fibrineuse chez le lapin. — Il faut introduire directement le microbe cultivé, dans le tissu pulmonaire ; on obtient ainsi une pneumonie avec pleurésie et fréquemment aussi une péricardite fibrineuse. — *L'injection du liquide de culture sous la peau ne produit pas la pneumonie.*

Ces conclusions sont hâtives, comme du reste les recherches.—Je ferai remarquer, en terminant la trop longue analyse de ce travail, outre les critiques nombreuses que j'ai déjà formulées, le fait curieux suivant : M. Talamon nie l'existence des microbes pneumoniques dans le sang, et lorsqu'il veut faire des inoculations, il se sert *du sang* de pneumoniques. Malgré la meilleure volonté du monde, il n'est pas possible de s'en tenir à ces conclusions.

Revenons-en à une discussion orageuse (1) sur le microbe de la pneumonie provoquée au troisième congrès de médecine, à Berlin, par une communication de Jurgensen, et à laquelle prirent part: Fränzel, Rosenstein, Rühle, Bäumler, Leyden, Gerhardt et Friedländer.

Jurgensen, qui est un praticien de haute valeur, et qui s'occupe depuis déjà très longtemps de la pneumonie, ouvre la séance par un discours dans lequel il tend à admettre que la contagion se fait par les locaux d'habitation ; on trouve, dit-il, les microbes en abondance dans les poussières de plâtre.

Fränzel rappelle à ce propos ses recherches sur le coccus de la pneumonie, et dit que ni la cuture en clou, ni la capsule, ne sont caractéristiques de la

---

(1) *Discussion sur la nature du microbe de la Pneumonie*, au 3e congrès de médecine interne, 1884. *In. Berl. Klinisch. Woch.*

bactérie pneumonique, qu'elle existe cependant et peut être cultivée dans des tranches de poumon frais.

Friedländer répond que la forme de culture en clou et la capsule peuvent manquer ; mais si l'on remarque que chaque fois que l'on trouve dans le sang ou le poumon le coccus ellipsoïde, on observe le syndrome clinique bien connu de la pneumonie, on ne peut se refuser à admettre que le schizomycète par lui décrit soit vraiment pneumonigène.

Fränzel, répondant à Jurgensen, établit que les soldats qui campent sous la tente ont des pneumonies. Pour lui, la contagion se fait surtout par la voie respiratoire. Enfin la bronchite constitue une bonne condition du développement de la pneumonie (1).

L'ancienne théorie *a frigore* est soutenue par Rühle, tandis que Rosenstein s'en tient à une doctrine éclectique.

Enfin, M. Baümler vient jeter la note comique dans le débat en posant la question suivante : Un jardinier tombe dans un puits, attrape une pneumonie; que devient le microbe ? — La réponse est facile : le jardinier s'est refroidi et, par suite, s'est mis dans des conditions de réceptivité toute particulière; la pneumonie s'est développée *à l'occasion* du refroidissement.

Le 31 mai 1884, à la Société de Biologie, M. Cor-

---

(1) Il faut distinguer entre cette assertion à savoir que la bronchite crée une prédisposition à la pneumonie et celle-ci : la bronchite est le premier degré de la pneumonie. M. Germain Sée (*Phtisie bacillaire*), attribue à cette dernière maladie, et sans jamais l'avoir constaté, la marche suivante : bronchiolite juxta-alvéolaire, puis alvéolite. Rien n'est plus contraire que cette assertion à la clinique et à l'anatomie pathologique ; il n'est rien qui ressemble moins à la pneumonie que la broncho-pneumonie. C'est là un lapsus, sans doute, et c'est pourquoi je n'insiste pas.

nil présente, au nom de M. Afanasiew (1), les résultats de recherches faites dans son laboratoire. Ces recherches, conduites avec une rigueur extrême, sont très concluantes, et bien que M. Cornil ait fait sa communication au nom de M. Afanasiew, l'influence du professeur de Paris sur ce travail est visible.

M. Afanasiew a pris le liquide avec lequel il a fait ses expériences, uniquement dans le poumon de pneumoniques, avec une seringue de Pravaz. Il a cultivé le liquide ainsi obtenu sur de la gélatine peptonisée et s'en est servi pour faire des inoculations. Les méthodes de culture, les procédés d'inoculation sont irréprochables et ne permettent aucune objection.

Dans ces conditions, M. Afanasiew a trouvé trois sortes d'organismes : les uns très petits, qu'il appelle coccus n° 1 de la pneumonie ; d'autres, plus gros, ou coccus n° 2 ; d'autres enfin ovoïdes, ou coccus n° 3 ; ces derniers ressemblent aux coccus lancéolés de M. Talamon. L'inoculation faite avec le coccus n° 1 n'a donné aucun résultat ; le coccus n° 2 seul, n'a rien donné non plus ; le coccus n° 3 a toujours reproduit la pneumonie.

Ces inoculations ont été pratiquées sur des chiens et des cobayes, en introduisant directement le liquide à expérience dans le poumon à travers les parois costales.

Hardy, dans une de ses cliniques, avait reproché à M. Talamon d'avoir opéré sur le poumon lui-même disant que la pneumonie pouvait se produire dans ces conditions, même en dehors du microbe. Pour se mettre à l'abri de cette critique, M. Afanasiew a in-

---

(1) AFANASIEW. Communication par Cornil, Société de Biologie, 31 mai 1884, et *Semaine Médicale*, page 287.

jecté dans le poumon de l'eau stérélisée et n'a pas obtenu de traces de pneumonie.

Les conclusions sont rigoureuses et méritent d'être citées :

1° Les microbes jouent un rôle actif dans le développement de la pneumonie fibrineuse;

2° On trouve plusieurs microcoques dans les exsudats des poumons hépatisés ;

3° Les propriétés pathogéniques de ces microbes sont peu intenses, s'ils ne rencontrent pas un terrain préparé par un état de débilitation antérieure ;

4° L'introduction directe des microbes dans les poumons est la voie d'inoculation la plus dangereuse.

Permettez-moi maintenant, Messieurs, de vous dire quelques mots des recherches sur le microbe de la pneumonie que je poursuis avec le docteur Rivals, chef de clinique, adjoint de la Faculté, et des expériences que j'ai instituées. Je ne puis entrer dans tous les détails que comporterait le sujet, pour ne pas exagérer l'importance d'observations personnelles surtout après vous avoir exposé des travaux de haute valeur, comme ceux de Friedlander et Talamon.

Pour procéder par ordre, passons successivement en revue les points suivants :

1° L'origine du liquide inoculé ;

2° La manière dont les inoculations ont été faites et le lieu de l'inoculation ;

3° Les cultures et la morphologie des schizomycètes rencontrés.

A. — Examinons d'abord l'origine et la nature du liquide inoculé, ainsi que le procédé employé pour l'obtenir.

Nous avons fait porter notre examen sur vingt et un cas de pneumonie franche fibrineuse aiguë chez des hommes et des femmes, entre vingt-cinq et cinquante ans. Tous les cas, hors le dernier, étaient des cas de pneumonie *a frigore* banale, le plus souvent sporadique, et sans complications ; la mort, qui est survenue chez quatre malades, est arrivée pour trois par suite du développement considérable et extensif de la lésion pulmonaire et du surmènement du cœur droit.

Nous numéroterons les malades de 1 à 21. Les quatre cas à terminaison fatale portent les numéros 18, 19, 20, 21. Le sang a été pris pour liquide d'inoculation et de culture, dix fois ; numéros 1, 2, 3, 4, 5, 6, 7, 8, 18, 19.

On s'est servi, dans dix cas, de l'exsudat alvéolaire pour liquides d'expériences : ce sont les observations 9, 10, 11, 12, 13, 14, 15, 16, 17, 20. Dans l'observation 21, le sang a été employé concurremment avec l'exsudat intra-alvéolaire.

Le sang était pris à un doigt quelconque avec les précautions que j'ai indiquées dans la leçon où je vous ai parlé de la technique microscopique (1). Recueilli avec une pipette stérilisée par un séjour constant de vingt-quatre heures dans une étuve de Wiessnegg à 115-120°, il était injecté avec toutes les précautions nécessaires, soit dans le tissu cellulaire, soit dans le poumon, soit dans le sang de l'animal choisi pour terrain d'expérimentation ; ou bien ensemencé comme il sera dit plus loin. L'exsudat intra-alvéolaire était pris par ponction directe du poumon au moyen d'une seringue en verre avec aiguille en platine qu'on portait au rouge avant et après chaque opération. Une fois le liquide introduit dans la seringue, on portait

---

(1) Voir la troisième leçon.

au rouge la canule et immédiatement on la coiffait d'un tube de verre stérilisé, fermé à une extrémité et bouché à l'autre avec un tampon de ouate. Les organismes en coccus ou en bâtonnets, tels qu'ils seront décrits plus loin, étaient nombreux dans le sang au début de l'affection, jusqu'au quatrième ou cinquième jour.

Il paraît y avoir un rapport de balancement entre le nombre des bacilles dans le sang et leur présence dans le parenchyme pulmonaire. Mais nous ne tirerons encore de ce fait aucune conclusion ; nous attendrons d'avoir fait un nombre plus considérable d'examens. Toutefois, ajoutons que dans le cas 21, le sang, ne contenant plus de microbes au moins colorables au quatrième jour, fut cultivé sur du sérum stérilisé et à la troisième culture on put revoir les protoorganismes pneumoniques ; au reste, ce sang *sans microbes* inoculé à deux lapins dans le tissu cellulaire de l'aine donna deux pneumonies franches, massives, qui se sont terminées par la mort.

Avec de l'exsudat pulmonaire pris *post mortem* avec toutes les précautions possibles, nous n'avons jamais eu de cultures pures ; les inoculations n'ont produit que de la septicémie expérimentale à marche très rapide.

Comme anatomie pathologique, nous pouvons confirmer les résultats de Friedländer quant aux lésions de tissus, thromboses, etc. Nous avons aussi vu les bâtonnets, dont nous donnerons la description, dans les alvéolaires pulmonaires (1), dans l'intérieur des cellules épithéliales ou dans l'exsudat libre ; soit aussi dans le triangle sous-valvulaire conjonctif (2).

---

(1) Voir planche VI.
(2) Voir planche II.

La planche II a été dessinée sur le cœur de la malade 21 dont vous avez tous vu l'observation nécroscopique. Nous avons pu voir chez les animaux, comme chez les sujets ayant succombé à la pneumonie, les lymphatiques pulmonaires obstrués par des coagula contenant des protoorganismes. Les thrombus si considérables observés pour le n° 21, contiennent des multitudes de diplococcus, de coccus en zooglée et quelques rares bâtonnets, tandis que le poumon de la même malade contient surtout des bâtonnets dans ses alvéoles.

B. — Pour faire les inoculations, on a pris, comme animaux d'expérimentation, des rats albinos, des cobayes et des lapins; les animaux, quelle que soit leur espèce, paraissent contracter la pneumonie à peu près de la même façon.

Nous avons inoculé tantôt dans le tissu cellulaire du pli de l'aine; tantôt dans le poumon, à travers la paroi thoracique. Nous nous servions d'une seringue en verre, graduée comme celle de Pravaz, et nous prenions une très petite quantité, une division ou une division et demie, de liquide d'injection fabriqué comme suit : quelques gouttes, soit de sang, soit d'exsudat intra-alvéolaire, suivant le cas, étaient déliées avec 4 à 6 cc. d'eau bouillie et stérilisée. Que l'on opérât directement sur le poumon, ou dans le tissu cellulaire, les animaux témoins recevaient une injection d'égale quantité d'eau bouillie et stérilisée qui servait à faire la solution expérimentale; cette injection était faite comme pour les animaux qui recevaient des produits morbigènes. *Jamais nous n'avons rien observé à la suite de ces inoculations de contrôle.* Les animaux étaient placés dans les mêmes conditions de nourriture et d'habitation.

Le sang a servi à inoculer dix animaux.

OBSERVATIONS

Nos 1, 2, 3, 4, 5, 18. — *Inoculations dans le tissu cellulaire du pli de l'aine :*

6 animaux inoculés, 2 témoins, 3 pneumonies.
(1, 2, 4 n'ont rien donné, les deux témoins n'ont rien eu.)

Nos 6, 7, 8, 19. — *Inoculations dans le poumon :*

4 animaux inoculés, 2 témoins, 3 pneumonies.
(7 n'a rien donné ; les deux témoins n'ont rien eu.)

L'exsudat a été expérimenté pour dix observations :

Nos 9, 10, 11, 12, 15, 20. — *Inoculations dans le tissu cellulaire du pli de l'aine :*

6 animaux — 3 témoins — 6 pneumonies.
(Les trois témoins n'ont rien eu.)

Nos 13, 14, 16, 17. — *Inoculations dans le poumon :*

4 animaux — 1 témoin — 4 pneumonies.
(Le témoin n'a rien eu.)

En résumé donc, *les témoins sont toujours restés indemnes ; le sang, sur 10 inoculations, a donné 6 pneumonies, 4 insuccès ; l'exsudat intraalvéolaire, sur 10 inoculations, a donné 10 succès.*

Des cultures ont été faites, ainsi qu'il est dit plus loin, soit avec le sang, soit avec l'exsudat alvéolaire. Les expériences avec les liquides de culture se décomposent ainsi qu'il suit :

SANG *au premier jour de la pneumonie; troisième culture sur gélatine peptonisée* :

1 rat témoin — 3 inoculations au pli de l'aine — 3 pneumonies.

EXSUDAT *(avant la défervescence), à divers jours, avec des cultures plus ou moins âgées* :

1 rat témoin, 6 inoculations { 3 dans le pli de l'aine, 3 pneumonies.
{ 3 dans le poumon, 3 pneumonies.

Nous continuons actuellement nos recherches de culture pour essayer de déterminer la durée des phases du développement du schizomycète et leur puissance morbigène suivant leurs différents stades.

Nous n'avons encore inoculé que trois rats en série, nous avons obtenu trois pneumonies; la troisième, comme dans l'observation du mémoire de M. Talamon, était plutôt une fièvre pneumonique qu'une pneumonie; le sang fourmillait de bâtonnets et de coccus, surtout de coccus, et les poumons étaient presque complètement sains. Le microbe semblait avoir augmenté de virulence. Nous ne formulons encore sur ce point aucune conclusion.

En résumé, 21 cas de pneumonie.

Sang sans microbes (n° 21)	2 inocul.			2 pneum.
Sang	10 —	4 témoins		6 —
Exsudat	10 —	4 —		10 —
Culture de sang	3 —	1 —		3 —
Culture d'exsudat	6 —	1 —		6 —
Inoculations en série	3 —	0 —		3 —
Total...	34 inocul.	10 témoins		30 pneum.

C. — Les cultures ont été faites soit sur du bouillon Liebig dans des matras Pasteur, soit sur milieux semi-liquides, gélatine de pleurésie, soit sur des tranches de poumon frais.

Dans le bouillon Liebig, dès la fin du deuxième jour, on observe des bâtonnets doués de mouvements extrêmement rapides autour d'un point fictif qui serait placé à leur centre. Le mouvement est complexe, c'est-à-dire oscillatoire dans deux plans différents et réciproquement perpendiculaires ; au bout de quelques heures ces bâtonnets deviennent immobiles, et alors, suivant la position dans laquelle ils se sont fixés, ils sont vus sous forme de coccus sphériques à capsule, ou lancéolés avec ou sans capsules, de diplococcus capsulés ou de bâtonnets plus sombres et plus épais à un bout qu'à l'autre et ayant une longueur variable de 1 μ à 3 μ sur une largeur de 3/4 μ de peu près. Comme je vous l'ai déjà dit, lorsque je vous ai parlé (1) des variations de formes des bactéries, on peut voir tous les intermédiaires entre le coccus et le bâtonnet adulte.

Sur milieux solides, la forme en clou de la culture est habituelle ; le bâtonnet adulte a toujours une aréole brillante ; mais les spores et les zooglées en sont dépourvues.

Ces éléments se colorent tous très bien par le bleu de méthyle qui paraît être leur couleur de prédilection ; ils se décolorent très rapidement par les acides ; le chloroforme les décolore aussi. Enfin, que l'on prenne soit les coccus, soit les zooglées, soit les bâtonnets, ces éléments se substituent toujours les uns aux autres. Les cultures sont également pathogènes au stade des zooglées, des coccus, ou des bâtonnets.

(1) Voir pages 25 et 26.

Je ne m'arrête pas plus longtemps sur ce sujet; il y a encore des points incomplètement élucidés. Combien de temps dure chaque stade? Y a-t-il un rapport démontré, comme il me le semble, entre la forme du protoorganisme et son pouvoir pathogène? Le bâtonnet paraît être la forme adulte, et les pneumonies rapides et graves présentent surtout des coccus libres ou en zooglées (1).

De ces recherches nous concluons :

1° La pneumonie est constamment produite par une bactérie qui, à l'état adulte, est un bâtonnet long de 1 à 4 μ, large de 3/4 de μ, plus gros et plus sombre à une extrémité, muni d'une capsule ou aréole brillante; se colorant bien par le bleu de méthyle; insensible à l'Ehrlich. Ce bâtonnet peut être vu sous des plans divers et affecter ainsi diverses formes qui ne sont que des apparences; il est essentiellement aérobie:

2° La bactérie pneumonique a pour action une diapédèse abondante de globules blancs et rouges, une précipitation extraordinaire et une coagulation énergique de la matière fibrinogène. Les cellules des tissus prolifèrent rapidement sous son influence, mais tous les désordres peuvent très bien se réparer.

3° La bactérie pneumonique passe par les stades de développement suivants : *coccus, zooglée, bâtonnet, bâtonnet à spores.*

4° La bactérie pneumonique se trouve dans le sang d'abord et apparaît dans le poumon après.

5° La bactérie pneumonique peut être observée dans le cœur, le cerveau, le rein, lorsque sa pullulation est très abondante.

(1) Voir planches III, IV, V et VI et légendes.

6° Il y a *probablement* un rapport entre la gravité de la maladie et la forme de la bactérie.

7° La pneumonie est une maladie générale à localisations secondaires.

DIX-HUITIÈME LEÇON

RÉSUMÉ DU COURS

Messieurs,

Nous venons de terminer l'étude de la tuberculose et de la pneumonie; peut-être sera-t-il intéressant et utile de résumer, en les comparant, les différents caractères de ces deux affections qui, comme vous le savez, occupent une large place dans la pathologie de nos climats. Rapprochons donc, dans une étude commune, les diverses notions que nous avons acquises, jusqu'ici, sur les protoorganismes phymatogène et pneumonique. De ce parallèle, résultera pour nous une conception plus nette de leurs points de ressemblance et aussi des différences considérables que les schizomycètes présentent.

Poursuivant ensuite notre étude par l'examen des lésions qu'ils produisent dans les tissus et les organes, nous enregistrerons successivement, en les expliquant, les différentes formes cliniques de ces deux maladies. Et enfin, pour terminer, nous éclaircirons, autant qu'il sera en notre pouvoir, cette question si intéressante et que je n'ai pu qu'effleurer, à savoir quelle part revenait dans la maladie à l'action des microbes sur les milieux organiques, abstraction faite des lésions matérielles. En d'autres termes, dans toute maladie infectieuse microbienne, quelle part revient à l'empoisonnement par les produits septiques. Au point de vue du traitement, c'est là une question de première importance, car vous savez combien est souvent rapide l'évolution morbide dans certains cas, alors même que les lésions sont légères.

Tout d'abord donc, que savons-nous des microbes phymatogène et pneumonique?

J'ai déjà bien souvent eu l'occasion de vous faire remarquer que trois formes au moins de schizomycètes pouvaient être regardées comme tuberculogènes : le coccus de Toussaint, la zooglée de MM. Malassez et Vignal, le bâtonnet de Koch. Il est certain aussi que dans quelques cas de phtisie démontrée, des expérimentateurs compétents n'ont trouvé aucune bactérie.

Tout d'abord, cette diversité d'origine pour une maladie essentiellement semblable à elle-même, est faite pour nous surprendre. La tuberculose est toujours la tuberculose, quels que soient la latitude, le climat où on l'observe, la race ou l'état de santé antérieur du sujet atteint ; et depuis Hippocrate jusqu'à nous, il n'y a même pas eu de variation importante. Il est donc au moins très probable que le microbe pathogène est constant et unique.

Comment donc devons-nous considérer les différentes formes observées? Je crois que l'on arrivera bientôt à établir que tous les microbes qui ont été vus dans la tuberculose, sont des formes différentes d'un seul et même schizomycète. A mesure que nos connaissances augmentent en bactériologie, petit à petit s'élargit la conception des protoorganismes. Nous savons actuellement que très souvent un microbe en bâtonnet, à une certaine période de son existence, peut, à un autre moment, se présenter sous la forme d'un coccus. Surtout depuis les derniers travaux de Zopf (1), nous connaissons un nombre déjà considérable de bactéries à génération alternante.

Je n'ai qu'à vous nommer les travaux de Koch (2) sur la bactéridie charbonneuse dont j'ai déjà eu à vous parler précédemment. Je pourrais encore vous rappeler la variabilité extrême de ces infiniments petits, variabilité d'action aussi bien que d'aspect, leur extraordinaire puissance d'adaption aux milieux de cultures les plus diverses. Letzerich n'a-t-il pas soutenu, il y a longtemps, que les coccus de la diphtérie, même de la diphtérie foudroyante, n'étaient que les bactéries banales de la couche, rendues pathogènes par une influence inconnue?

Grawitz a pu faire proliférer dans les divers organes, rein, foie, etc., un champignon complet, *l'aspergillus glaucus*. Voilà donc une mucédinée qui se cultive et s'ensemence spontanément à la température ordinaire de cinq à quinze degrés, et qui, sans subir de changements bien notables, croît dans le sang, prolifère dans le parenchyme des organes les plus denses comme le foie et le rein, et emprunte aux milieux ambiants les plus divers, les matériaux nécessaires à son existence. Cela n'est-il pas bien plus extraordinaire que les changements morphologiques du bacille de Koch ou de la bactéridie charbonneuse?

D'un autre côté, la phtisie, si semblable à elle-même

---

(1) ZOPF. Spaltpilze, 1884, Breslau.
(2) KOCH. Réponse au discours de Pasteur, à Genève, 1883.

pourtant, ne revêt pas toujours le même aspect clinique. Il y a peut-être là un rapport encore indéterminé entre la marche de l'affection et le stade de développement du microorganisme pathogène. Si vous vous rapportez au travail de MM. Vignal et Malassez, vous verrez que la zooglée phymatogène a été trouvée par eux dans du pus d'abcès froids dont la marche est bien autrement lente que celle de la phtisie bacillaire.

Pour résumer en quelques mots toute cette discussion, disons que probablement le bacille de Koch n'est que l'une des formes du schizomycète tuberculogène dont deux autres stades peuvent être la zooglée de Malassez et le coccus de Toussaint.

Au reste, je crois être parvenu à vous démontrer que pour la pneumonie il se produisait un phénomène analogue à celui dont je cherche, à défaut de preuves, à vous indiquer la probabilité.

Je ne reviendrai pas sur tous les détails dans lesquels je suis entré lorsque je vous exposais cette question, mais j'ai besoin de vous rappeler que nous avons vu ensemble que le microbe pneumonigène pouvait revêtir soit la figure de bacille, soit la forme de zooglée compacte, soit l'aspect de coccus isolés ou de diplococcus. Il y a, pour ce protoorganisme, au moins deux modes de pullulation : la génération par spores et la génération sexuée. Je vous ai aussi donné une observation qui démontre d'une façon irréfutable que le microbe peut être insaisissable et invisible dans le sang, alors que, cependant, l'inoculation de ce sang à un animal donnera de la pneumonie franche.

Je suis intimement convaincu aussi, que les différences de formes de la pneumonie tiennent à ce que l'empoisonnement de l'organisme ne se fait pas toujours par ce champignon à la même période de son développement. Ici, il faudra bien d'autres recherches avant d'arriver à démêler ce qui, dans la forme clinique d'une affection, appartient à l'âge du schizomycète et ce qui est le résultat de l'état de nutrition normale ou non des cellules de l'organisme. Car, si la maladie varie suivant la forme du protoorganisme et suivant le stade de développement où il se trouve au moment de son action sur l'économie, le pouvoir pathogène du schizomycète varie aussi suivant que les cellules animales sont en bon état de nutrition et vigoureuses, ou affaiblies et privées d'une partie de leurs propriétés vitales.

Le développement des deux termes de cette proposition m'amène naturellement à vous dire un mot de l'action propre du bacille phymatogène et du bacille pneumonique.

Le bacille de Koch imprime aux tissus qu'il touche une dégénérescence tout à fait spéciale. Les éléments anatomiques ne réagissent que peu ou point. Les échanges nutritifs s'arrêtent très vite et ils passent à l'état de produits indifférents qui subissent les transformations habituelles aux éléments soustraits brusquement à leur milieu ordinaire. Ils se caséifient, et tout élément touché par le protoorganisme spécifique ne recouvre pas plus sa vitalité que les hématies qui sont atteintes par l'oxyde de carbone.

Je ne saurais mieux faire que de comparer l'action du bacille de Koch à celle du gaz oxycarboné. Dans l'un et l'autre cas, tout élément touché est mort, et si la guérison doit se produire, elle ne se fera jamais que par suppléance. Je m'explique : les éléments anatomiques similaires restés indemnes proliféreront, et ceux qui sont morts, seront éliminés.

Aussi, y a-t-il dans la tuberculose peu de réaction vasculaire quoique la maladie soit éminemment vasculaire. Les thromboses, les embolies ne sont jamais observées qu'à la fin de l'évolution morbide, à un moment où la situation est tellement compliquée qu'il est absolument impossible de rapporter les symptômes observés à une cause spéciale et déterminée.

Combien différente est l'action du bacille pneumogène ! Ce qui frappe le plus ici, c'est la rapidité avec laquelle se prennent et se libèrent tour à tour les cellules pulmonaires ou autres. Vous constatez les signes de l'induration la plus manifeste, quelques heures s'écoulent et là, où naguère régnait le silence le plus complet, vous entendez avec étonnement une respiration presque normale. Ce fait a frappé quelques observateurs, au point qu'ils ont cru devoir lui appliquer une appellation particulière et en faire une forme spéciale, sous le nom de *pneumonia migrans.* Question de degré seulement que tout cela, car toute pneumonie est migratrice par essence.

Considérons les modifications hématiques. Dans la tuberculose, nous l'avons déjà dit, rien ou à peu près ne vient traduire l'action du bacille sur le sang lui-même. Dans la pneumonie, au contraire, nous voyons des particularités fort intéressantes, et de première importance. Je vous ai déjà fait remarquer bien des fois, combien les coagulations du sang et de la lymphe étaient chose fréquente dans la pneumonie. Friedländer a justement insisté sur ce point dans son premier mémoire qui devrait être lu et médité ne fut-ce que pour cela seulement.

Le médecin berlinois décrit avec grand soin les coagula fibrineux des lymphatiques pulmonaires;

il voit ces coagula s'étendre au delà de la zone hépatisée et se prolonger même assez loin des alvéoles malades.

Les infundibula sont tous comblés par la fibrine granuleuse contenant des leucocytes et des cellules épithéliales détachées de leurs connexions normales, et malgré tout, si l'infection générale de l'organisme, si les complications cardiaques n'emportent pas le malade, tous ces désordres se répareront avec une facilité extrême.

J'ai trop longuement parlé de toutes ces choses pour m'y arrêter plus longtemps, mais je ne pouvais, dans le parallèle que j'essaie d'établir, les passer complètement sous silence. Mais pour ajouter un dernier trait à cette description sommaire, je vous ferai remarquer combien la généralisation dans la pneumonie est différente de ce qu'elle est dans la tuberculose.

En résumé, nous avons vu, jusqu'ici, que le microbe pathogène pouvait, pour la tuberculose comme pour la pneumonie, apparaître sous forme de bacille, de zooglée ou de coccus isolés ou agglomérés. Nous savons que la tuberculose, comme la pneumonie est, ou peut être, suivant le cas, infectieuse, épidémique, ou endémique; nous avons établi que la phtisie est très certainement contagieuse et que souvent la pneumonie l'est aussi. Voilà pour les points de ressemblance.

Pour les différences, nous pouvons poser que le bacille tuberculeux est beaucoup mieux supporté que le bacille pneumonique par le sang, et qu'il est complètement dépourvu des propriétés coagulantes que ce dernier possède à un degré très prononcé.

Enfin pour la vaccination ou l'atténuation du virus, la science n'est guère plus avancée dans l'une des affections que dans l'autre, et il reste un large champ à explorer. Pour la pneumonie comme pour la tuberculose, nous observons, en clinique, toutes les gradations possibles, depuis une atteinte légère, passagère et curable, jusqu'à une infection foudroyante capable d'entraîner très rapidement une terminaison fatale.

Nous voyons aussi, dans certaines conditions encore indéterminées, par une sorte de vaccination accidentelle, la tuberculose se borner à quelques manifestations morbides, puis s'éteindre. Mais il n'est pas rare de voir, après un long sommeil, le germe infectieux se réveiller tout à coup à l'occasion d'un affaiblissement quelconque de l'organisme, recouvrer toute sa virulence et la phtisie se confirmer.

La pneumonie se comporte bien différemment. Elle peut récidiver, il est vrai, mais son germe infectieux ne persiste pas dans l'organisme. Ou il disparaît brusquement dès que la maladie a évolué, ou il emporte le malade, mais jamais il ne demeure indéfiniment dans les éléments anatomiques qu'il a envahis; aussi, jusqu'à présent du moins, faut-il renoncer à toute vaccination possible pour la pneumonie, tandis qu'il est parfaitement logique d'essayer de trouver le moyen de donner une tuberculose atténuée, qui, tout en respectant la vie, puisse conférer l'immunité.

Nous nous heurtons là à une difficulté dont il ne faudrait pas essayer de nier l'importance. La pneumonie est produite par l'introduction dans le sang d'un agent pathogène spécial, tout comme la tuberculose, mais cet agent parcourt très rapidement les différents stades de son existence, et il disparaît complètement, de sorte que l'organisme pourra se retrouver en contact avec lui et être contaminé une seconde fois s'il se trouve dans des conditions de réceptivité propices à une deuxième infection. Nous ignorons complètement la raison de cette particularité que nous retrouverons dans bien d'autres maladies. La pneumonie, qui peut récidiver un nombre indéterminé de fois, revêt parfois l'aspect extérieur du pneumo-typhus, et dans des formes graves peut même être confondu avec cette dernière maladie. La fièvre typhoïde en diffère en ce sens qu'elle vaccine presque toujours.

Aussi, au point de vue du traitement de ces deux affections — le plus important de tous — nous ne pouvons malheureusement tirer aucun résultat immédiat des recherches bactériologiques récentes. Après comme avant la découverte du bacille, nous sommes à peu près complètement désarmés. Mais nous ne devons pas nous contenter de faire le traitement des symptômes, et pour la phisie surtout, nous devons combattre le bacille et ses effets en augmentant la vitalité des éléments organiques.

Je ne reviendrai pas sur les travaux de Sormani (1), d'Albrecht (2), de R. Lépine (3), de Haller (4). Mais, je vous rappelerai les excellents résultats obtenus par Debove par la suralimentation, par le gavage au moyen du tube œsophagien. La notoriété des travaux du savant professeur de Paris est telle que je n'ai pas besoin de m'y arrêter. Au demeurant, même expérimentalement, les mêmes données ont été prouvées, et Wargunin (5) a démontré que les chiens, à qui

---

(1) G. SORMANI. *Annali gen. di medicina*. Loc. cit.
(2) ALBRECHT. *Deutsches med. Wochenschrifst*, 1883.
(3) R. LÉPINE. Thèse de Visous, Lyon, 1883.
(4) HALLER. *Verhandlungenes der Congress zu Wiesbaden*, 1883.
(5) WARGUNIN. *Virchow's Arch*, t. LCVI.

l'on inoculait la tuberculose, restaient indemnes, à condition qu'on leur fournisse une alimentation soignée et abondante.

Pour la pneumonie, la conduite doit être la même; et le traitement doit être un traitement principalement tonique. Mais, ici, une autre question se pose : la pneumonie s'accompagne d'une température élevée qui met les cellules de l'organisme atteint dans un état d'infériorité marquée vis-à-vis du bacille. Il faut donc, pour suivre les indications que nous avons posées, faire agir les antipyrétiques.

L'alcool remplit de la façon la plus parfaite ce double but. Mais je ne m'étends pas davantage sur cette question que vous trouverez traitée dans les leçons sur la pneumonie de M. le professeur Picot (2).

Il me resterait à vous parler de l'influence de l'état de santé antérieur du sujet sur le développement de la pneumonie ou de la tuberculose; mais la susceptibilité morbide des débilités est une notion d'ordre banal sur laquelle je n'insiste pas.

Messieurs, à ce propos, je dois vous dire un mot de certaines expériences qui ont été instituées dans le but de créer chez les animaux un *locus minoris resistantiæ* pour les placer, autant que possible, dans les conditions où se trouvent, au moment où ils contractent la maladie, les sujets en proie à la misère physiologique. Ces expériences ne peuvent servir de base à des conclusions certaines, ainsi que vous allez pouvoir vous en rendre compte.

On a prétendu que, puisque pour le charbon (3) et

---

(2) Picot. Leçons sur le Traitement de la pneumonie. Voir Leçons IV, V, VI, Paris. Masson, 1881.
(3) Chauveau. *Loc. cit.*

pour la tuberculose (1) la localisation des lésions se faisait dans les organes privés de vitalité, on devait, avant d'injecter dans le sang le microbe pneumonique, faire la section des pneumogastriques. Mais il a été reconnu, il y a bien longtemps déjà, que cette méthode donnait des chances d'erreur, et cela parce que du moment où le pneumogastrique est coupé, il se produit des troubles complexes du côté du cœur, de l'estomac et du poumon. Comment, dans ces cas, pouvoir affirmer que la pneumonie, ou mieux, l'inflammation pulmonaire que l'on observe, est le fait du schizomycète inoculé, et non le résultat du traumatisme et des troubles inséparables de la perturbation profonde de la fonction physiologique de la respiration produite par la section du pneumogastrique?

La question a du reste été vidée depuis longtemps et après avoir admis (2) que la résection du ganglion sympathique cervical inférieur donnait les troubles trophiques pulmonaires et pleuraux, on est arrivé à conclure que les lésions observées tenaient non à des troubles trophiques d'origine nerveuse, mais bien à la septicémie, surtout propagée par continuité de tissus. Et s'il est indiqué d'imiter Pasteur refroidissant les pattes d'un oiseau pour le rendre apte à contracter le charbon par l'abaissement de la température de son sang, il serait absolument irrationnel de sectionner le pneumogastrique pour étudier la pneumonie.

Puis, aussi, il est impossible d'admettre une assimilation quelconque entre les maladies observées chez un animal, après des délabrements opératoires très étendus, et les symptômes observés chez l'homme dans le cours naturel d'une maladie quelle qu'elle

---

(1) CORNIL, *Loc. cit.*
(2) CL. BERNARD, Œuvres.

soit, et surtout de la pneumonie qui, en général, est brusque à son début, brève dans son évolution et finit sans transitition, comme elle avait commencé.

Cependant, si en général la pneumonie est rapide et cyclique, on observe aussi des cas relativement nombreux dans lesquels elle n'est que la localisation au poumon d'une infection violente générale de tout l'organisme. Je ne veux actuellement retenir de ces différentes modalités cliniques que le seul fait suivant : souvent, nous voyons les bactéries empoisonner le sujet qui les porte, sans presque affecter ses tissus. Et alors quel rôle jouent les ptomaïnes, les produits chimiques toxiques nés du conflit des cellules vivantes et des microbes?

Nous savons le rôle des organismes inférieurs dans la putréfaction et toutes les fermentations. Les travaux seuls de Pasteur(1), pour les ferments, suffisent à élucider la question.

Vous connaissez, pour la putréfaction, les mémoires de Selmi, Gauthier, Brouardel et Boutmy ; le travail de Rosenberger (2) sur la septicémie ; la thèse de Gessard (3) et la longue revue de M. Jamel (4) sur le même sujet. Tout ces organismes se comportent comme les alcaloïdes hypertoxiques (5), et leur action est incontestablement très puissante.

Il est possible dans le choléra des poules, par exemple, ou dans le charbon, d'empoisonner un animal avec un liquide organique quelconque privé de

---

(1) Pasteur. Études sur le vin, 1868.
　　　　　　Études sur la bière, 1876.
(2) Rosenberg. Ueber Septicœmie *(Phys. med. Gesellschaft zu Wurzburg)*.
(3) Jannfl. Encyclopédie internationale de chirurgie, 1882.
(4) Gessard. De la pyocyanine et de son microbe, 1883.
　　Artigalas. Pleurésie septique, 1882.
(5) Mayer. Die Lehre von den chem. Fermenten. Heidelberg, 1882.

bactéries et d'éléments figurés en le filtrant à travers du plâtre ou de la porcelaine dégourdie. Vous comprenez que dans ces cas les mesures de désinfection échouent totalement; vous pouvez tuer le microbe, mais si vous injectez les liquides qui le présentaient à votre observation, vous tuerez l'animal en expérience par le poison chimique que la bactérie aura laissé après elle.

Brüger (1) a vu que certains schizomycètes donnent, par fermentation, de l'acide propionique, et Ch. Bouchard (2), vous vous en souvenez, a insisté sur les produits toxiques épanchés dans l'intestin des typhiques.

Le savant professeur de Paris a montré le remède à côté du mal alors que par son traitement, par l'iodoforme, la glycérine et le charbon, il arrive à désinfecter tellement les selles des typhiques, que l'extrait de 500 grammes de leur matières fécales sont moins nocifs que le résidu de 17 grammes de fécès de sujet sain, dose mortelle pour un lapin.

Ces expériences doivent être prises en sérieuse considération ; car elles appellent l'attention sur des faits mal connus qui jouent certainement un grand rôle dans ces problèmes si complexes de la pathologie et de la clinique, auxquels nous nous heurtons perpétuellement ; cependant, fidèles aux principes que nous avons posés, nous ne pouvons actuellement tirer aucune conclusion générale de tous ces travaux. Si

---

(1) Brüger. Ueber Ptomaïne, 1885.
(2) Ch. Bouchard. *Loc. cit.* (voir p. 60 et suiv.). De l'origine intestinale de certains alcaloïdes normaux ou pathologiques (Soc. de biologie, 5 août 1882). Néphrites infectieuses. (Congrès de Londres 1884).
Duclaux. Ferments et maladies, 1882. Chimie biologique, *in Encyclopédie chimique de Frémy*, 1883.

donc je les ai si longuement analysés, c'est que par leur intérêt même, ils méritaient de nous arrêter quelques instants, avant de nous séparer pour cette année.

Les quelques conférences qu'une décision tardive rendaient seules possibles, touchent à leur terme. Au semestre prochain, je vous demanderai de nouveau votre assiduité et votre attention pour la suite de cette étude élémentaire des maladies infectieuses. Les notions que j'ai essayé de vous donner, quoique nécessairement incomplètes, vous seront utiles, je l'espère, et vous permettront, avec les monographies dont je vous ai donné les indications, de faire, si tel est votre désir, des recherches personnelles.

Messieurs, ainsi que je vous l'ai fréquemment répété dans le cours de l'étude que j'ai essayé d'ébaucher, nous avons besoin que des travaux ultérieurs viennent nous éclairer sur des questions qui sont encore enveloppées de beaucoup d'obscurités. Le champ est vaste et plus nous avançons, plus il s'élargit : mais, comme vous avez pu le constater, le terrain est fertile et ne demande qu'à être exploité.

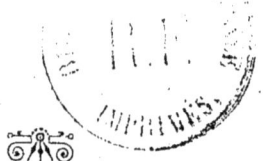

TABLE DES MATIÈRES

Première leçon..... — De l'actinomycose............... 1
Deuxième leçon..... — Des microbes en général...... 17
Troisième leçon.... — Technique microbienne........ 29
Quatrième leçon... — Cultures et inoculations....... 45
Cinquième leçon.... — Essai de thérapeutique microbienne générale............. 57
Sixième leçon...... — Exposé général des maladies infectieuses 69
Septième leçon..... — Notions générales sur le bacille de la tuberculose........... 83
Huitième leçon..... — Topographie bacillaire dans la tuberculose................. 97
Neuvième leçon .... — Topographie bacillaire dans la tuberculose (suite).......... 109
— Appendice à la neuvième Leçon. 119
Dixième leçon...... — De la tuberculose zoogléique.. 127
Onzième leçon...... — Scrofulose et tuberculose...... 127
Douzième leçon.... — Inoculabilité et prophylaxie de la tuberculose............... 155

Treizième leçon....	— De la pneumonie, maladie infectieuse générale..............	169
Quatorzième leçon.	— De la pneumonie, maladie épidémique...................	185
Quinzième leçon....	— De la pneumonie, maladie contagieuse et inoculable	199
Seizième leçon.....	— Topographie des microbes de la pneumonie..................	213
Dix-septième leçon.	— Des microbes de la pneumonie.	225
Dix-huitième leçon.	— Résumé du cours..............	245

Bordeaux. — Imp. O.-L. FAVRAUD Frères, 91, rue Porte-Dijeaux.

PL. I.

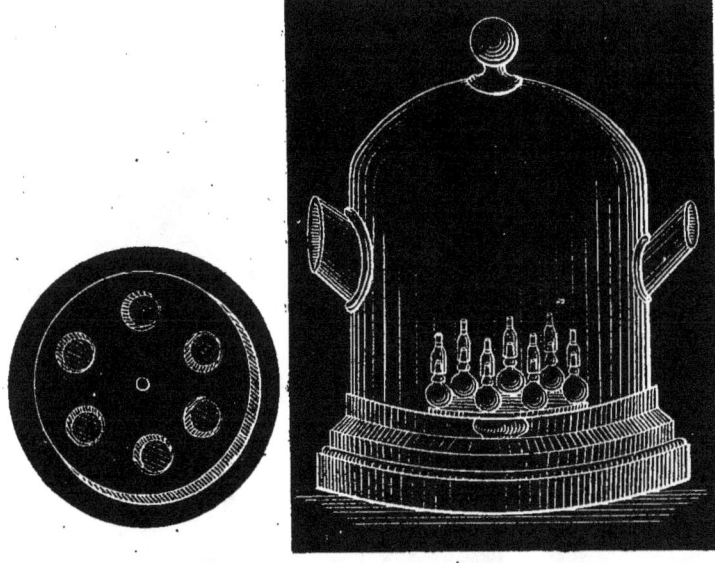

Cloche glycériné à Tourniquet

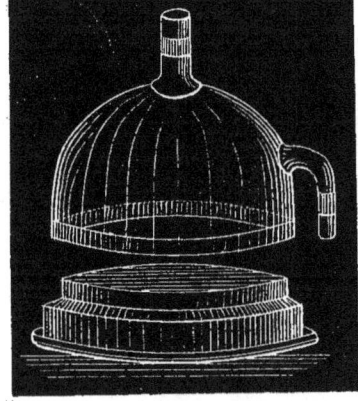

J.W

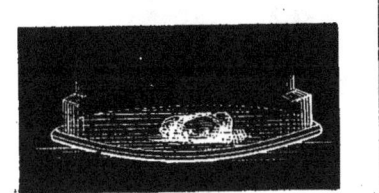

Capsule à culture sur milieu solide.

Pl. I^{bis}.

Tube de Pasteur Matras de Pasteur Pipette

Ballon - Magasin.

Lith. DARDY. Agen.

PL. II.

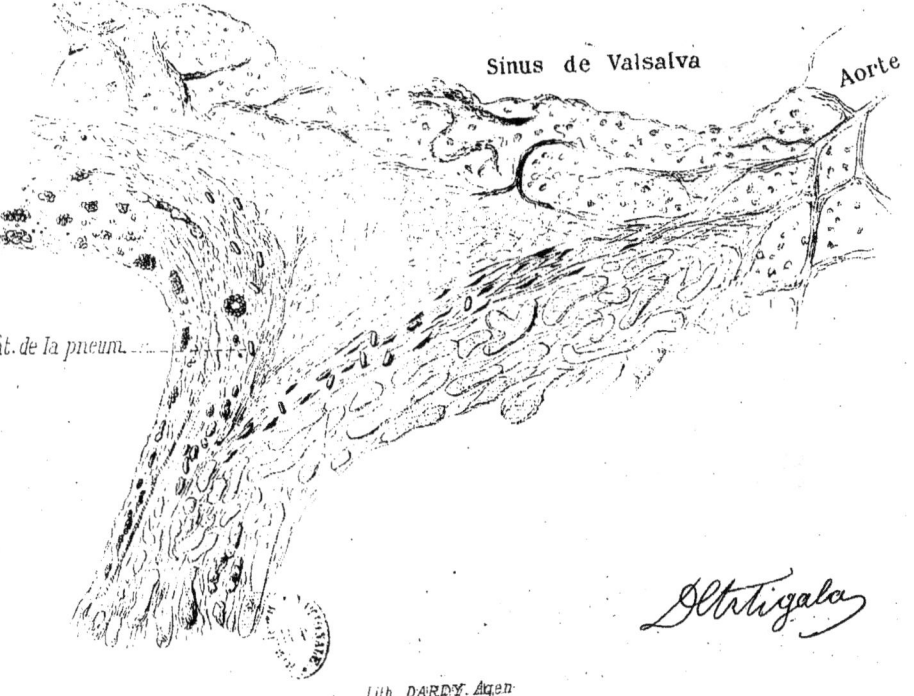

N.º 3.

Fig. 1

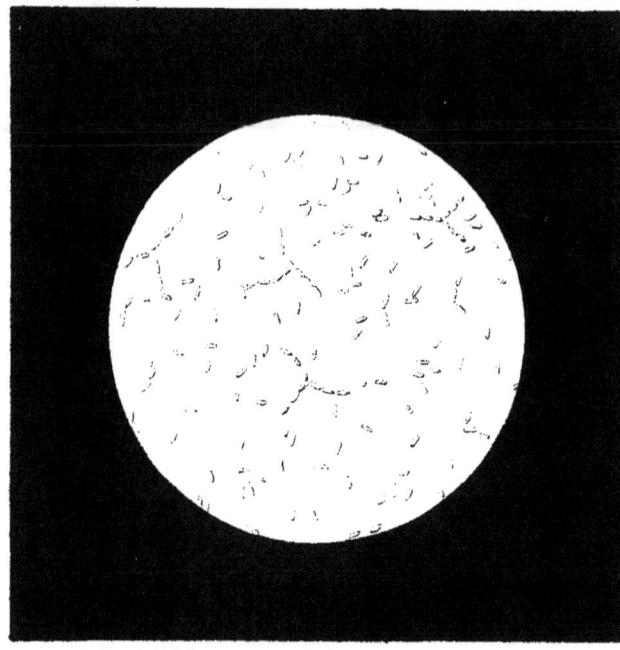

Fig. 2

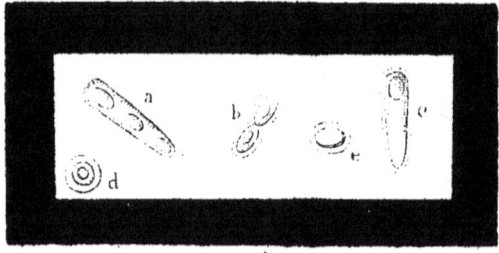

FIGURE 1

Bâtonnets adultes isolés ou en V. (On en remarque qui paraissent lancéolés). Culture du poumon d'agneau, d'exsudat pneumonique intra-alvéolaire. — Troisième culture.

FIGURE 2

a Bacille contenant trois spores sans aréole.
b Deux spores venues d'un bacille à la période de séparation.
c Bacille à aréole contenant une spore.
d Bâtonnet à une spore vue perpendiculairement à sa direction.
e Bâtonnet sans spore vue perpendiculairement à sa direction.

Lith. DARDY. Agen.

N.º 4.

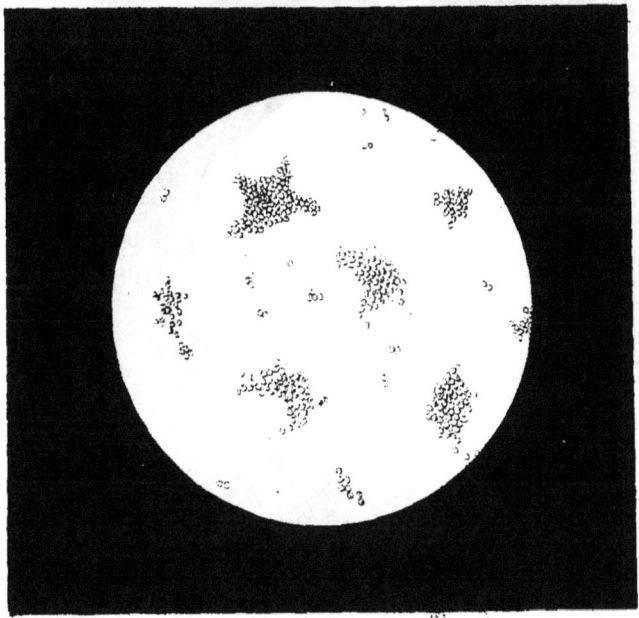

Bactéries pneumoniques en zooglées. — Culture dans du bouillon Liebig.
Culture du sang de lapin inoculé. (On remarque quelques coccus et diplococcus.)

Lith. DARDY. Agen.

N.º 5.

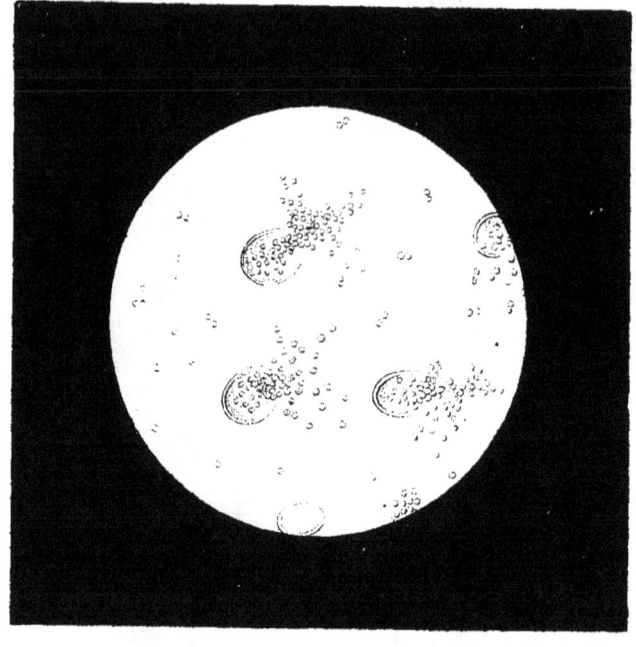

Fig. 1

FIGURE 1

Grosses spores déhiscentes. — Humeur aqueuse bouillon Liebig. — Exsudat intra-alvéolaire pneumonique.

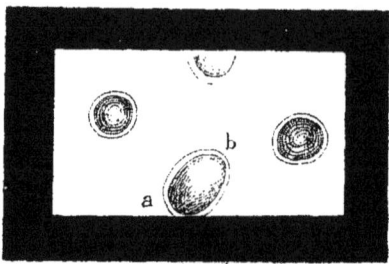

Fig. 2

FIGURE 2

Les mêmes spores que celles de la figure 1, à un stade moins avancé.

Lith. DARDY. Agen.

PL. VI.

Fig. 1

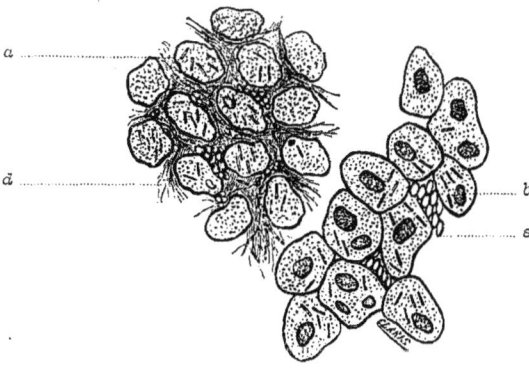

Fig. 2

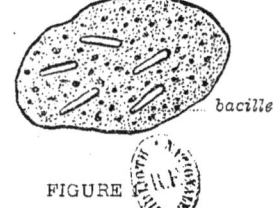

FIGURE 1

a Cellules épithéliales pulmonaires libres dans une cavité alvéolaire contenant des bacilles.
b Cellules épithéliales pulmonaires du revêtement de l'alvéole contenant des bacilles.
s Globules sanguins épanchés.
d Fibrine fibrillaire de l'épanchement intra-alvéolaire.

FIGURE 2

Cellule pulmonaire épithéliale grossie, présentant des bacilles et des vacuoles nombreuses.

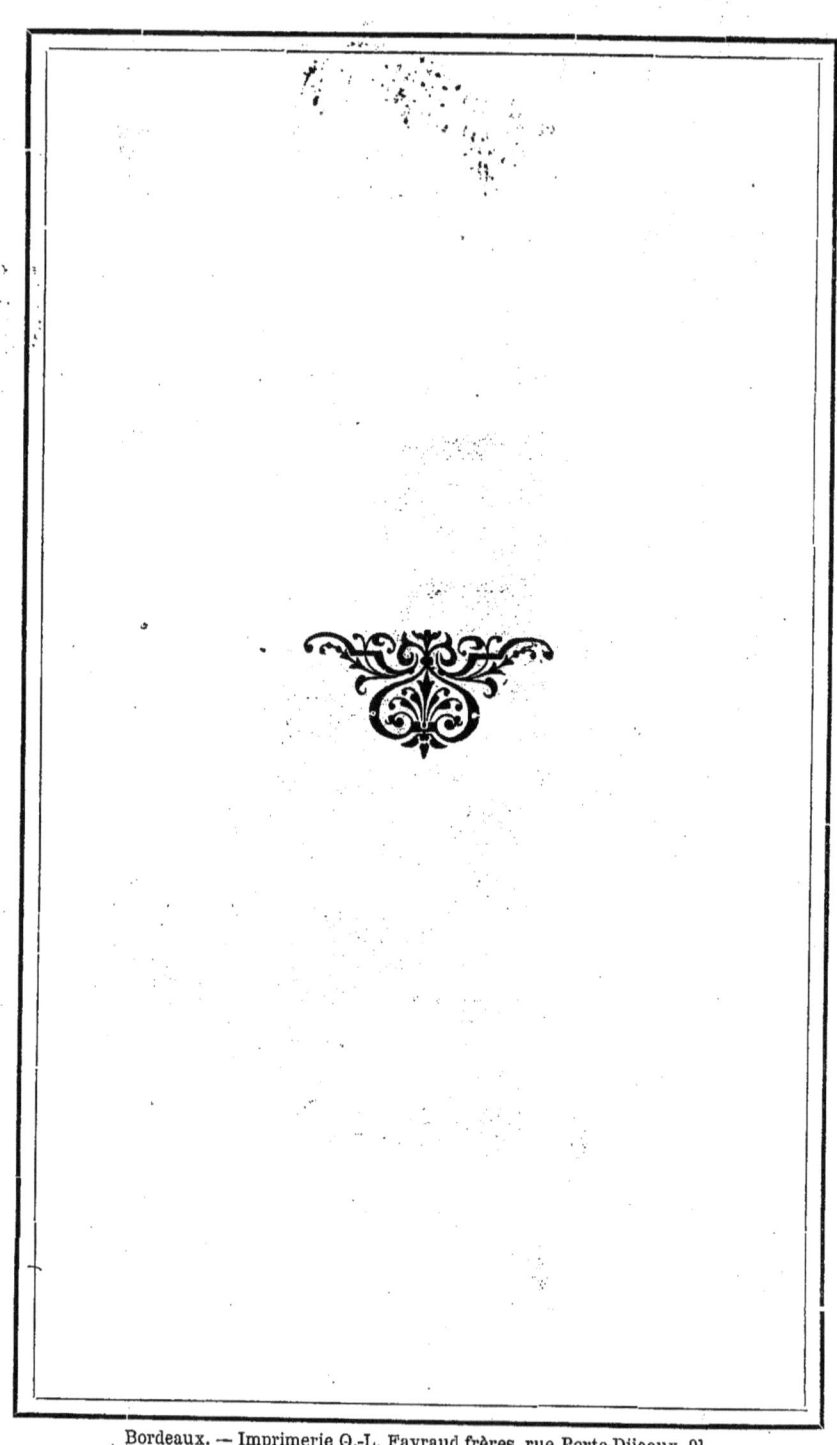

Bordeaux. — Imprimerie G.-L. Favraud frères, rue Porte-Dijeaux, 91.

www.ingramcontent.com/pod-product-compliance
Lightning Source LLC
Chambersburg PA
CBHW050323170426
43200CB00009BA/1435